Rômulo B. Rodrigues

ALIMENTAÇÃO SAUDÁVEL = SAÚDE PERFEITA

O consumo de alimentos adequados proporciona equilíbrio orgânico e psíquico

VOL. V

1ª EDIÇÃO

São Paulo – 2018

amazon kindle

RODRIGUES, Rômulo B. ALIMENTAÇÃO SAUDÁVEL = SAÚDE PERFEITA - O consumo de alimentos adequados proporciona equilíbrio orgânico e psíquico VOL. V / Rômulo B. Rodrigues - Amazon. 2018.

Organização: Rômulo B. Rodrigues

Impresso pela Amazon – 2018.

2018. Escrito e produzido no Brasil.

1.Nutrição. 2. Saúde. 3. Vida saudável. 4. Qualidade de vida. I. Título.

ISBN 978-1521227763

Amazon Serviços de Varejo do Brasil Ltda.

CNPJ 15.436.940/0001-03

Av. Juscelino Kubitschek, 2041 – Torre E – 18° andar

São Paulo - SP

Dedico este trabalho aos filhos Júlio César e João Víctor.

Agradecimentos

Agradeço à minha mãe adotiva (In Memoriam), que me orientou e me ensinou a ser o que sou e sei hoje.

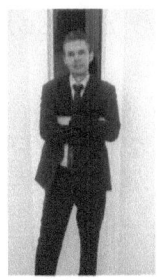

SOBRE O AUTOR

Rômulo Borges Rodrigues é Escritor, Terapeuta Holístico, Mestre de Reiki, Consultor e Numerólogo.

Trabalha com Reflexologia, Reiki, Massagem, Florais, Aconselhamento Terapêutico, Técnicas de Relaxamento, Hipnose, Regressão, Terapia de Vidas Passadas, Numerologia e ministra cursos online.

Estuda e pesquisa sobre a espiritualidade há mais de vinte anos.

Foi membro da Associação Internacional Amigos da Natureza (AIANATU - SP), na qual fez parte do trabalho de cura espiritual. Foi nessa associação onde alguns de seus dons espirituais foram desarquivados.

Também foi membro da Ordem dos Filhos da Luz (Piracicaba - SP). Foi integrante da Ordem dos Templários, onde foi dirigente do hospital de cura espiritual de uma das suas sedes.

Atualmente, é coordenador do Projeto Social Nova Era na cidade de São Paulo, no qual dá palestras e ministra tratamento alternativo para o público, utilizando várias técnicas terapêuticas.

Escreve artigos quinzenais para sites e revistas sobre vários temas e é autor das seguintes obras:

•*Uma Civilização Adormecida e Decadente*

•*Momento Apocalíptico – "Prelúdio do Juízo Final"*

•*Arcanjos e Arquétipos*

•*Guia Prático dos Anjos*

•*Numerologia – A Ciência Milenar dos Números*

•*REIKI – ENERGIA VITAL UNIVERSAL (Harmonia, Equilíbrio e Cura)*

•*OS FLORAIS DE BACH – Equilíbrio e Harmonia Através das Essências*

5

•O PODER DA MENTE – A Chave Para o Desenvolvimento das Potencialidades do Ser Humano
•Os Ensinamentos de Siddartha Gautama, o Buda
A HISTÓRIA DO BUDISMO – Conceitos, princípios, ensinamentos
•Cuide de Você e Tenha Mais Qualidade de Vida (Vols. I, II, III, IV e V)
•A Regência Cósmica
•Alimentação Saudável = Saúde Perfeita (Vols. I, II, III, IV e VI)
• REFLEXOLOGIA (Massagem Podal) – Equilíbrio e bem-estar através da planta dos pés
• A PODEROSA INFLUÊNCIA DOS NÚMEROS SOBRE AS NOSSAS VIDAS – O que a Numerologia revela sobre o passado, o presente e o futuro
•"DESCUBRA SEU POTENCIAL, DONS E TALENTOS INATOS ATRAVÉS DA NUMEROLOGIA"
• QUALIDADE DE VIDA – Definição e conceitos
• OS MECANISMOS DA MENTE – A sua natureza comportamental
• TRATADO SOBRE AS RELIGIÕES E FILOSOFIAS DE VIDA – Síntese dos sistemas religiosos e correntes filosóficas
• ESTUDO SOBRE AS TERAPIAS COMPLEMENTARES – Técnicas terapêuticas integrativas que proporcionam equilíbrio e harmonia
PRÉ-EXISTÊNCIA E PÓS-EXISTÊNCIA DA ALMA – Vidas passadas, vidas futuras
•PRINCÍPIOS, FILOSOFIA E METODOLOGIA DA MEDICINA HOLÍSTICA - Os recursos e métodos terapêuticos utilizados nos tratamentos e terapias
• CURSO DE REIKI
• CURSO DE FLORAIS
• CURSO DE REFLEXOLOGIA (Massagem Podal)
• CURSO DE NUMEROLOGIA – Método simples e prático
• CURSO DE HIPNOSE, REGRESSÃO, TVP, TMS – Metodologia simplificada
•CURSO DE FENG SHUI – Técnica chinesa milenar de harmonização e equilíbrio de ambientes

PREFÁCIO

Os cuidados com a alimentação é um dos principais focos de atenção da população mundial nos tempos atuais.

Com o crescente aumento da quantidade de produtos e alimentos artificializados e, consequentemente, nocivos à saúde, torna-se imprescindível a escolha correta por uma alimentação mais saudável e natural. Visto que, a saúde do corpo e do sistema orgânico é baseada naquilo que é ingerido.

Com a mudança de hábitos alimentares e no estilo de vida, adquire-se mais equilíbrio, uma melhor qualidade de vida e, como consequência, longevidade.

Esta obra é um guia de orientação, no que se refere aos alimentos adequados a serem ingeridos para a manutenção de uma saúde integral e perfeita.

Boa leitura.

SUMÁRIO

8

9

11

CAPÍTULO I
Vitamina C melhora a imunidade e diminui o estresse

Nutriente também faz com que a pele fique mais bonita, previne problemas de visão e derrame e contribui para a queima de gordura

A vitamina C, cujo nome técnico é ácido ascórbico, é uma vitamina hidrossolúvel, ou seja, é solúvel em água. A substância foi descoberta em 1932 pelo cientista e bioquímico húngaro Albert Szent-Gyöygyi. Ela não pode ser sintetizada pelos seres humanos, sendo assim, a única maneira de obtê-la é pela alimentação.

Após ser ingerida, a vitamina C participa de diversas ações bioquímicas vitais para o organismo. Ela melhora o sistema imunológico, a pele, o humor e evita problemas oftalmológicos e derrames. O nutriente também conta com forte ação antioxidante, combatendo os radicais livres.

Este nutriente pode ser obtido especialmente em algumas frutas, como a laranja, goji berry, acerola, kiwi e goiaba, e verduras, como a couve e o brócolis.

Benefícios comprovados da vitamina C

Melhora a imunidade: A vitamina C aumenta a produção de glóbulos brancos, células que fazem parte do sistema imunológico e que tem a função de combater micro-organismo e estruturas estranhas ao corpo. O nutriente também aumenta os níveis de anticorpos no organismo. Assim, o nutriente ajuda a fortalecer o sistema imunológico, deixando nosso corpo menos suscetível a doenças.

Um estudo publicado no Annals of Nutrition & Metabolism observou que a vitamina C de fato melhora o sistema imunológico. Outras pesquisas também observaram os mesmos resultados.

Evita o envelhecimento da pele: A vitamina C evita o envelhecimento da pele por ser essencial para a produção natural de colágeno pelo organismo. O colágeno é uma proteína que proporciona sustentação e firmeza para a pele. Além disso, a vitamina C tem ação antioxidante, ou seja, neutraliza os radicais livres, protegendo a pele contra a degradação de colágeno.

Uma pesquisa publicada no Archives of Otolaryngology - Head com 19 voluntários observou que o uso tópico de vitamina C diminui os danos na pele causados pelo sol.

Proporciona resistência aos ossos: Isto ocorre porque a vitamina C é necessária para a produção de colágeno. Esta proteína além de ser

13

benéfica para a pele, também proporciona resistência aos ossos, dentes, tendões e paredes dos vasos sanguíneos.

Melhora a absorção de ferro: A vitamina C aumenta a biodisponibilidade de ferro não-heme, aquele de origem vegetal, no organismo. O ferro é importante para prevenir a anemia ferroriva que causa um estado de desânimo, lentidão de raciocínio, falta de foco e sonolência acentuada. Em crianças a ausência do nutriente pode causar o retardo do desenvolvimento cognitivo.

Evita problemas de visão: A vitamina C contribui para prevenir problemas de visão em decorrência do envelhecimento. Isto porque o nutriente é um dos fatores para a prevenção da degeneração da mácula, parte da retina responsável pela percepção de detalhes. Outros nutrientes que evitam o problema são betacarotenos, vitamina E, zinco e cobre.
Uma pesquisa publicada no The American Journal of Clinical Nutrition feita com 3654 pessoas observou que consumir boas quantidades de vitamina C ajuda a prevenir o desenvolvimento da catarata.

Previne derrames: A vitamina C mantém as concentrações de colágeno e elastina, que em boas quantidades evitam a ruptura de coágulos e a formação de placas nas artérias. A ação antioxidante do nutriente também ajuda indiretamente, pois mantém a ação de óxido nítrico, substância que faz com que as artérias e veias fiquem relaxadas.

Ação antioxidante: A vitamina C é um poderoso antioxidante que combate os radicais e assim diminui os riscos de diversas doenças, entre elas o câncer e processos degenerativos associados com a idade.

Previne e melhora gripes e resfriados: Alguns estudos já apontaram que a suplementação constante de vitamina C provoca redução na duração dos sintomas do resfriado. Afinal, quando o sistema

14

imunológico está debilitado, como em situações de gripes ou resfriados, a quantidade de vitamina C está menor e é importante fazer a reposição do nutriente.

O ideal é que a pessoa tenha sempre níveis de vitamina C adequados, assim o sistema imunológico fica fortalecido e os riscos de contrair doenças, como a gripe e o resfriado diminuem.

Um estudo da Universidade de Helsinki na Finlândia revidou outras 23 pesquisas sobre a vitamina C que envolveram mais de 6.000 pessoas no total. O levantamento concluiu que boas quantidades do nutriente no organismo fazem com que a pessoa fique resfriada por menos tempo e com os sintomas atenuados.

Benefícios em estudo da vitamina C

Diminui o estresse: A vitamina C ajuda a diminuir os quadros de estresse. Isto porque o nutriente é essencial para a produção de hormônios de resposta ao estresse como o cortisol, histamina e norepinefrina.

A laranja é uma boa fonte de vitamina C

Um estudo publicado no International Journal of Sports Medicine feito com 45 maratonistas observou que a suplementação com vitamina C ajudou a reduzir os níveis de cortisol no organismo dos atletas. Já pesquisadores da Universidade do Alabama realizaram estudos com animais e observaram que nestes casos a vitamina C contribuiu para a diminuição do estresse.

Melhora o humor: A vitamina C contribui para a melhora do humor. O benefício ocorre porque este nutriente é essencial para a produção de neurotransmissores como a serotonina, adrenalina, noradrenalina e dopamina, todos eles regulam o nosso humor.

Contribui para a queima de gorduras: A vitamina C é importante para a produção de carnitina, substância responsável pelo transporte de gorduras para serem queimadas e transformadas em energia.

Deficiência de vitamina C

Um dos problemas de saúde ocasionados pela falta de vitamina D é o sistema imunológico enfraquecido, que é caracterizado por gripes e resfriados frequentes. Outra complicação é o escorbuto, doença que provoca problemas nas articulações, inchaço, inflamações nas gengivas, perdas dos dentes, hemorragias, feriadas que não cicatrizam e sistema imunológico deteriorado, podendo em casos extremos levar até a morte.

Interações

Quando consumida nas quantidades orientadas a vitamina C não interage com outras substâncias.

Efeitos colaterais

Ao ser ingerido nas quantidades recomendadas, a vitamina C não tem efeitos colaterais.

Combinações da vitamina C

Vitamina C + ferro: A presença da vitamina C melhora a absorção de ferro no organismo. Isto porque o nutriente leva à mudança do estado de oxidação do ferro, de íon férrico para íon ferroso, tornando a absorção dele mais fácil. Além disso, a vitamina C influencia no transporte e no armazenamento do ferro no organismo.

Fontes de vitamina C

As frutas e vegetais são as melhores fontes de vitamina C. Sendo que as mais ricas no nutriente são a camu-camu (fruta da Amazônia) e acerola. Além disso, o nutriente também está presente na goiaba, kiwi, morango, laranja, goji berry, cranberry e caju e em vegetais como o pimentão, o brócolis e a couve de Bruxelas.

Confira o quanto consumir de cada um desses alimentos para obter as quantidades necessárias do nutriente, 90mg de acordo com o Recommended Dietary Allowances do Governo dos Estados Unidos:

Laranja: 1 unidade e meia

Goiaba: meia unidade

Acerola: uma unidade

Pimentão vermelho: 1 unidade pequena ou 1 terço de xícara picada
Kiwi: 1 unidade e meia
Brócolis cozido: 1 xícara
Morango: 15 unidades médias
Tangerina: 2 unidades
Goji berry: 45 gramas

Fonte: Tabela do Departamento de Agricultura dos Estados Unidos.

Os alimentos ricos em vitamina C devem ser consumidos preferencialmente crus, frescos e caso vá cortá-los faça isto na hora. Isto porque o nutriente oxida com facilidade quando entra em contato com o ar. Porém, após serem cozidos, os vegetais ainda contém a vitamina C, apesar de em quantidade menores. A melhor maneira de cozinha-lo é no vapor, pois quando ele é cozido na água a perda do nutriente é maior.

Quantidade recomendada de vitamina C
De acordo com o Institute of Medicine a orientação do consumo de vitamina C por faixa etária e gênero é:
-7 a 12 meses: 50 mg
-1 a 3 anos: 15 mg
-4 a 8 anos: 25 mg
-9 a 13 anos: 45 mg
-Mulheres de 14 a 18 anos: 65 mg
-Homens de 14 a 18 anos: 75 mg
-Mulheres a partir de 19 anos: 75 mg
-Homens a partir de 19 anos: 90 mg
-Grávidas menores de 18 anos: 80 mg
-Grávidas maiores de 18 anos: 85 mg
-Lactantes menores de 18 anos: 115 mg
-Lactantes maiores de 18 anos: 120 mg

O uso do suplemento de vitamina C

A suplementação de vitamina C é recomendada quando a deficiência do nutriente é identificada e não é possível supri-la com a alimentação. Esta suplementação deve ser recomendada após a avaliação de um nutricionista ou médico e precisa ser acompanhada por este profissional.

A vitamina C é encontrada principalmente em frutas, verduras e legumes. Caso a pessoa não ingira esses alimentos é importante que ela busque a orientação de um médico ou nutricionista, pois é possível que ela necessite de suplementação.

Riscos do consumo em excesso de vitamina C

Para que ocorram problemas com a vitamina C é preciso ingerir quantidades superiores a 1 grama por dia por um longo período. Chegar a esses valores por meio da alimentação é muito difícil, portanto o principal problema dos excessos são os suplementos.

Alguns especialistas da saúde defendem que o excesso da vitamina C pode sobrecarregar os rins e assim aumentar as chances da pessoa desenvolver cálculos renais. Outros profissionais acreditam que este problema não ocorre.

Fontes consultadas:
Nutróloga Marcella Garcez Duarte, diretora da Associação Brasileira de Nutrologia.
Nutricionista Carolina Arbache da Natue.
Nutricionista Laís Coelho da Natue.

CAPÍTULO II
As gorduras benéficas aumentam a saciedade e não devem ser retiradas da dieta

É importante que 30% do cardápio seja composto por esse macro-nutriente e os suplementos alimentares raramente são necessários

As prateleiras de farmácias e lojas de produtos naturais foram invadidas por gorduras, seja em cápsulas ou óleo, com várias alegações de benefícios à saúde, além é claro, do poder emagrecedor. Entre as vedetes há o ômega 3, óleo de linhaça, óleo de cártamo, óleo de gergelim e até mesmo o óleo de coco, que ganham cada vez mais espaço na vida das pessoas. Já a gordura natural do alimento segue um caminho absolutamente inverso. São as primeiras a sair do cardápio de quem pretende perder peso ou adotar um estilo de vida mais saudável, deixando de fazer parte da vida das pessoas. Um comportamento controverso e talvez possa ser explicado pela dificuldade de entender os diferentes tipos de gordura.

As gorduras são realmente intrigantes. Apesar de gorduras, são distintas umas das outras em suas composições. As gorduras saturadas são sabidamente deletérias e estão associadas ao aumento de doenças cardiovasculares. Já as gorduras insaturadas fazem o papel de guardião, protegem o coração e previnem de outros processos inflamatórios. Essa distinção de tipos de gorduras pode ser o fator que contribuiu para o aumento do uso de suplemento e promoveu a redução de gordura no prato de refeição. Aparentemente ficou mais fácil tomar uma cápsula do que ficar atento à gordura dos alimentos. Mas as aparências podem enganar.

Nenhum suplemento deve substituir as gorduras do cardápio. Primeiro é preciso esclarecer que eles não são capazes de gerar perda de peso. Além disso, alguns podem até ser deletérios, como é o caso do óleo de coco, que aumenta o colesterol. As demais são realmente boas gorduras, mas elas devem fazer parte da alimentação cotidiana e, exceto raras exceções, poderão ser utilizadas como suplementos alimentares.

As gorduras alimentares devem continuar no cardápio. Apesar das associações negativas e de seu elevado teor calórico, retirar as gorduras da alimentação é um erro. Mesmo para quem precisa perder peso. Toda alimentação saudável e balanceada deve conter 30% do teor calórico total da dieta em gorduras. Essa recomendação se baseia nas importantes funções das gorduras para a saúde humana. Elas são fundamentais no processo de produção

20

dos hormônios, no transporte de vitaminas, além disto, são componentes das membranas celulares, participam da função imunológica e anti-inflamatória, aumentam o poder de saciedade e a palatabilidade dos alimentos.

Fica muito mais fácil perder peso quando o cardápio a ser seguido é gostoso. Ninguém consegue seguir um plano alimentar monótono por muito tempo. Exatamente por isso é muito importante preservar as gorduras na dieta. Ganha-se em sabor, prolonga-se o tempo de tratamento e permite o alcance do peso ideal e sua manutenção. Outro ponto, é que sem a contribuição de saciedade promovida por esse nutriente, não é possível controlar a fome, levando ao consumo ainda maior de fontes de carboidratos (pães, bolachas, arroz e batatas), impossibilitando a perda de peso e/ou trazendo outros riscos à saúde.

Quando se escolhe um suplemento de gordura não se alcança resposta de saciedade e não há melhora do sabor dos alimentos. Ainda que haja benefícios, perde-se funções importantes para o equilíbrio nutricional. Além disso, ao escolher um alimento rico em gorduras insaturadas, não se escolhe um único tipo de gordura, como ômega 3, por exemplo, outras gorduras do bem estão no mesmo alimento, potencializando seu efeito protetor.

As gorduras protetoras ou insaturadas são divididas em dois grupos: monoinsaturada e poli-insaturada. As primeiras são encontradas principalmente em alimentos de origem vegetal como azeite e oliva, óleo de canola, óleo de gergelim, abacate, nozes e castanhas. Os óleos podem ser utilizados no preparo de comidas básicas como arroz e feijão e no tempero de folhas e legumes. As poli-insaturadas estão presentes nos peixes de água fria e também em óleo vegetais e castanhas.

Para facilitar o entendimento para o consumo das gorduras, é importante saber que o equilíbrio pode ocorrer natural e espontaneamente ao substituir as carnes vermelhas - ricas em gorduras saturadas - por peixe. Esse é um processo que não deixa brecha para erros nutricionais, a conduta é simples. Essa conduta não significa abolir o consumo de carnes vermelhas, mas sim comer mais vezes na semana o peixe. Outra questão importante a esclarecer é que ao contrário do que muitos pensam, os óleos vegetais devem continuar participando do preparo de todas as refeições. Cozinhar com óleo é saudável, podendo ser o óleo de soja, milho, girassol ou canola! O cuidado, como em todos os grupos alimentares, é o controle da porção.

Outros fatores podem estar por traz ao crescente interesse dos suplementos de gorduras em cápsulas e óleos, mas a grande verdade é que, ainda, ninguém conseguiu demonstrar proteção superior àquela que um bom prato de comida, colorido, variado e gostoso pode trazer.

CAPÍTULO III
Carboidratos proporcionam aumento de energia

Famosos pela energia que oferecem ao corpo, os carboidratos carregam consigo um outro rótulo, e esse, nem tão positivo: normalmente, eles são apontados como os responsáveis pelas subidas do ponteiro da balança. Confie apenas na primeira parte da afirmação e repense a idéia de cortar os alimentos ricos em carboidratos do menu. O nutriente é, sem dúvida, a melhor fonte de energia para o nosso organismo e relacioná-lo ao aumento de peso é apenas um mito. Cada grama contém 4 calorias, mesmo número apresentado em um grama de proteína.

Os carboidratos devem ser predominantes na alimentação. A recomendação é que eles façam parte de 50 a 60% do valor calórico total do cardápio diário, seja para quem quer perder, manter ou ganhar peso, afirma a responsável pela equipe nutricional do Minha Vida, Roberta Stella. Em uma dieta de 1.400 kcal, por exemplo, a quantidade de carboidratos resultaria em aproximadamente 175 g.

Arroz é uma das fontes do nutriente que oferece energia

Ao eliminar de vez o macro-nutriente da alimentação, sintomas como dor-de-cabeça, irritação, cansaço físico e mental podem aparecer. O segredo, além de ficar de olho na quantidade, é optar pelos diferentes tipos do nutriente, de acordo com seu objetivo.

Simples ou complexos?

Classificados em simples e complexos, os carboidratos desempenham papéis distintos no organismo. Os primeiros são encontrados nos doces, no leite e nas frutas, têm um teor maior de glicose e, por isso, são digeridos mais rápido. Isso quer dizer que, depois de se deliciar com algum alimento rico em carboidratos simples, você não demora a sentir fome novamente. As frutas, por também serem ricas em vitaminas, fibras e sais minerais, são as melhores opções para obter essa variação do nutriente.

Já os complexos garantem uma saciedade prolongada por terem digestão mais lenta. Encontrados nos cereais, arroz, pães e massas, eles são ainda mais eficientes quando obtidos pela versão integral, pois as fibras colaboram para que o estômago demore mais tempo para pedir comida. (Além de ser rica em fibras, a aveia esconde muitas outras vantagens).

E a classificação do nutriente não pára por aí. Os carboidratos simples e complexos se dividem em subgrupos, que levam nomes diferentes por causa da quebra que sofrem após o início do processo digestivo. Confira as características de cada um.

Frutas são mais opções para encher o prato de disposição

A soma de calorias, porém, está longe de ser a única ferramenta para montar o cardápio adequado. As calorias são apenas um item a ser considerado na elaboração de uma dieta. Também é preciso prestar atenção na quantidade de macro-nutrientes (carboidratos, proteínas e gorduras) e de micro-nutrientes (vitaminas e sais minerais). Só somar as calorias não significa que a alimentação seja adequada.

Dissacarídeos

Dentro do grupo dos carboidratos simples, os dissacarídeos se dividem em sacarose, lactose e maltose.

A sacarose é o açúcar de mesa. Também é encontrada na cana-de-açúcar, na beterraba, no xarope de milho, nos legumes, nas frutas e no mel. Durante o processo digestivo, ela é convertida em glicose e galactose, denominadas como monossacarídeos (leia abaixo). O leite e seus derivados são fontes da lactose, que, na digestão, também dão origem à glicose e à galactose. A maltose não é encontrada na forma livre dos alimentos. Ela é obtida através da quebra de grandes moléculas de amido e, em seguida, reduzida a duas moléculas de glicose.

Monossacarídeos

Também participantes do grupo dos carboidratos simples, os monossacarídeos são representados pela glicose, galactose e frutose. A glicose está presente em grande quantidade nas frutas, no xarope de milho, nos legumes e no mel. Trata-se de uma ótima fonte de energia, já que o sistema nervoso central, muitas vezes, conta apenas com ela para oferecer pique ao corpo. Enquanto a frutose desempenha um papel semelhante e é encontrada em abundância nas frutas. A galactose, por sua vez, surge a partir do processo digestivo da lactose, presente no leite e seus derivados.

Polissacarídeos

Representados pelo amido, pelo glicogênio e pelas fibras alimentares, eles são o time mais famoso dos carboidratos complexos.

O amido é obtido somente pela ingestão dos vegetais. Já o glicogênio não é adquirido por nenhum alimento. Eles são uma forma de estocagem natural de carboidratos, no fígado e nos músculos. Por não serem digeridas pelo organismo, as fibras somam muitas vantagens. Além de auxiliarem no regulamento do intestino, elas não contêm calorias. Conte com as frutas, legumes e verduras para obtê-las.

Oligossacarídeos

Outros participantes do grupo dos carboidratos complexos são os oligossacarídeos. Para recorrer a eles, coma aspargo, alcachofra, banana, trigo, soja e mel. Uma de suas representantes é a maltodextrina, obtida pela quebra dos amidos. A substância é conhecida pela capacidade de substituir o açúcar, somando o benefício de ser menos calórica (cada grama apresenta 1,5 caloria contra 4 da mesma quantidade de sacarose).

A maltodextrina também é famosa entre o pessoal que pega pesado na atividade física. Quando os exercícios são de longa duração (levam mais de 90 minutos), ela é recomendada em gel ou pó e é garantia de pique para os praticantes. A quantidade depende da intensidade e duração dos exercícios, mas o indicado é que a concentração da substância no líquido varie entre 5 a 8%. Para um atleta que ingere 750 ml de água a cada hora que se exercita, por exemplo, indica-se 30 g de maltodextrina. Mas somente um especialista em nutrição esportiva é capaz de fazer o cálculo para cada nível de atividade física.

CAPÍTULO IV
Batata yacon controla diabetes, colesterol e aumenta a saciedade

Conheça outros benefícios para a saúde desse carboidrato de baixa caloria

Provavelmente você já deve ter se deparado com ela na feira ou no mercado. Originária dos Andes, a batata yacon tem uma consistência macia e um gosto adocicado, parecido com uma pera, apesar se sua aparência lembrar a da batata doce. "O consumo recomendado é até de duas a três batatas por dia, considerando a quantidade recomendada de carboidratos de uma alimentação balanceada", diz o nutrólogo Roberto Navarro, da Associação Brasileira de Nutrologia, de São Paulo. A yacon é famosa nos países do oriente, mas já ganhou o cardápio do brasileiro, principalmente das pessoas que têm colesterol e diabetes. Entre os benefícios desse alimento está o controle da doença. E não é só isso que ela faz de bom para o organismo. Veja outras vantagens em incluir este tubérculo na sua alimentação:

Ajuda no controle do diabetes

Uma pesquisa desenvolvida pela Universidade de Franca (UNIFRAN), em São Paulo, afirma que o consumo diário da batata yacon pode ajudar no controle da glicemia em portadores de diabetes tipo 2. Segundo os pesquisadores, o tubérculo é rico em um carboidrato chamado fruto-oligossacárico, que age de forma semelhante as fibras em nosso organismo. Um carboidrato simples - também conhecido como amido - é absorvido rapidamente pelo organismo, elevando as taxas de glicose no sangue em uma velocidade maior e gerando picos de insulina. Já no caso do carboidrato presente na batata yacon o que acontece é o contrário. "Nosso corpo não consegue quebrar as moléculas desse carboidrato com tanta facilidade, por isso sua absorção é mais lenta", diz o nutrólogo Roberto Navarro. E por que esse mecanismo faz diferença no controle do diabetes? "Os carboidratos da batata yacon, por serem de lenta absorção, liberam o açúcar no sangue em baixas quantidades, equilibrando as taxas de glicose do organismo e, consequentemente ajudando a controlar a doença, como fazem as fibras", completa o especialista.

Baixa caloria

O carboidrato da batata yacon é menos calórico que um carboidrato simples. Cada 100 gramas da batata yacon tem cerca de 30 calorias, ao passo que a batata inglesa tem 52 calorias na mesma porção. "Esse possui um alto percentual de água (em torno de 83 a 90% do seu peso), fator que diminui o nível calórico", aponta a especialista.

Intestino regulado

Mais um ponto positivo da batata é o seu benefício em regular o trânsito intestinal. Em um outro estudo, desenvolvido por pesquisadores da Universidade Estadual de Campinas (Unicamp), a descoberta foi que a batata yacon é rica em inulina, um tipo de carboidrato do grupo dos fruto-oligossacáricos que é altamente fermentado pela flora intestinal, servindo de alimento para essas bactérias. "Isso ajuda a estimular o crescimento de bactérias boas para o intestino, fazendo com que ele funcione melhor e evite problemas como intestino preso", explica o nutrólogo Roberto.

Controla o colesterol

Para entender o mecanismo de ação da batata yacon na redução do colesterol, primeiro é preciso saber que muito do colesterol presente em nosso corpo é produzido pelo próprio organismo, no fígado. "Esse colesterol também é chamado de sal biliar e atua na digestão de gorduras", explica o nutrólogo Roberto. Depois de ser usado na digestão dos alimentos, esse colesterol volta para o fígado, onde deve ser reabsorvido para produzir uma nova bile. No entanto, se a flora intestinal não estiver funcionando como deveria, o sal biliar não é absorvido e vai para a corrente sanguínea, elevando os níveis de colesterol no sangue. "Por ajudar a flora intestinal a funcionar melhor, a batata yacon ajuda indiretamente na absorção de colesterol, impedindo que ele se acumule no sangue e controlando suas taxas."

Mantem o organismo longe de doenças

Uma flora intestinal em ordem é essencial para o controle dos processos inflamatórios e infecções. Quando você estimula o crescimento da flora intestinal benéfica, ela será mais efetiva no extermínio de bactérias que entram em nosso organismo por meio da alimentação, como a salmonela. "O desenvolvimento da flora intestinal proporcionado pela batata yacon ajuda diretamente na prevenção de doenças e no fortalecimento da imunidade", diz a nutricionista.

Rica em potássio

A batata yacon também é rica em potássio, um mineral importante para diversas funções do organismo. Além de ajudar na reconstrução muscular, prevenindo contra dores, cansaço e fadiga muscular, o potássio também ajuda no controle da pressão arterial, prevenindo doenças cardíacas. "Se a sua intenção é obter mais potássio para melhorar a performance na atividade física, prefira consumir a batata yacon acompanhada de frutas ou outra fonte de carboidrato, já que o tubérculo oferece baixas taxas de glicose e, consequentemente, menos energia para a atividade física", alerta o nutrólogo Roberto.

CAPÍTULO V
As vitaminas ajudam a manter a saúde em equilíbrio

Conheça todos os benefícios e doses mínimas
de cada uma delas

Juntas, elas formam um time de peso a favor da saúde e são fundamentais para o bom funcionamento do organismo. Participam de diversas reações químicas e atuam no metabolismo. Apresentamos a você, as vitaminas.

O termo surgiu a partir da junção entre as palavras vital e amina. É uma forma de expressar o quanto elas são essenciais para a vida. E, embora hoje já saibamos que nem toda vitamina é uma amina (grupo funcional orgânico derivado da amônia), era o que se imaginava na época em que foram descobertas.

Classificadas em lipossolúveis e hidrossolúveis, as vitaminas são divididas de acordo com a capacidade que têm de se dissolver em gordura ou em água. Conheça a atuação de cada uma no nosso organismo.

Vitamina A

Ela é conhecida também pelo nome de retinol, retinal e ácido retinóico. A variedade de denominações para a mesma vitamina é pelo fato de ela contar com um grande número de componentes em sua formação. Existem ainda, os micronutrientes chamados de pró-vitamina A, como os betacarotenos e outros carotenóides que, no corpo, podem ser convertidos em vitamina A.

Dentre suas principais funções, o papel que a vitamina A desempenha sobre a nossa visão se destaca, pois ela é um componente dos pigmentos visuais. A cegueira noturna, caracterizada pela dificuldade em adaptar a visão ao escuro, é causada pela deficiência da vitamina A na alimentação.

Por também atuar na produção, no crescimento e desenvolvimento das células vermelhas do sangue (as hemoglobinas), sua falta pode deixar o organismo mais vulnerável às infecções por bactérias, vírus e parasitas.

Para garantir a ingestão adequada da vitamina, conte com vegetais como cenoura, pêssego e tomate. Vegetais verdes e alimentos amarelos e laranjas são ótimas fontes de carotenóides e pró-vitaminas A. Homens com mais de 19 anos têm a necessidade diária de 900 microgramas da vitamina. Enquanto as mulheres precisam atingir a recomendação de 700 microgramas, por dia. A quantidade diária aumenta para 1.300 microgramas para as grávidas

Vitamina D

Além de ser vital para regular a pressão arterial, mantendo o sistema nervoso nos trilhos, a vitamina D entra em ação para absorver o cálcio e o fósforo.

Ela é essencial para a manutenção do metabolismo do cálcio, que atua no desenvolvimento ósseo. Tanto que, em falta, pode levar ao raquitismo infantil e à baixa estatura. Os adultos com deficiência da vitamina sofrem com a osteomalácia, doença caracterizada pelo amolecimento dos ossos e deformidade.

Essa vitamina ainda participa da diferenciação celular e inibe a proliferação das células. Junto com a mutação, a proliferação celular pode ocasionar doenças como o câncer. A vitamina D também fortalece nosso sistema auto-imune e atua na secreção de insulina. Alguns estudos sugerem que a deficiência da vitamina pode levar ao prejuízo na secreção deste hormônio, o que poderia causar intolerância à glicose.

Recorrer a alimentos como salmão, sardinha, óleo de fígado de peixe e gema de ovo é só uma forma de obter o micronutriente. Isso porque 15 minutinhos diários de banhos de sol contribuem muito para os níveis de vitamina D subirem. A exposição solar é o principal meio para alcançar os requerimentos dessa vitamina, ressalta a especialista.

As doses diárias devem ser de 5 microgramas para adultos entre 19 e 50 anos. Dos 51 aos 70 anos, a ingestão dos alimentos fontes deve aumentar e representar 10 microgramas da vitamina. Para quem tem mais de 71 anos, a recomendação de consumo é de 15 microgramas por dia.

Vitamina E

Abacate e amêndoa: combinação ideal para obter vitamina E
Vitamina composta por uma família de oito antioxidantes, a vitamina E se destaca por proteger a gordura presente na membrana celular

dos radicais livres (moléculas que se aglomeram e causam entupimento das artérias).

O micronutriente também trabalha para inibir a formação de placas nos vasos sanguíneos, além de favorecer a vaso dilatação. Problemas no transporte das gorduras pelo organismo ou de má absorção de nutrientes são as consequências da deficiência de vitamina E, apesar dos casos serem raros. Os adultos com mais de 19 anos precisam ingerir, no mínimo 15 miligramas por dia. Para atingir a recomendação, insira óleos vegetais e sementes como amêndoas, amendoim, nozes e castanhas no cardápio.

Vitamina K

Brócolis cozido garante boas quantias de vitamina K.

Entre diversas atividades, a vitamina K participa na coagulação sanguínea e na formação de proteínas a partir das células ósseas, favorecendo a mineralização dos tecidos ósseos e o crescimento. Suspeita-se ainda que o micronutriente esteja envolvido na regulação do desenvolvimento celular.

Assim como a vitamina E, quando em falta, a vitamina K está associada à má absorção de gordura, já que ela depende da gordura para ser transportada pelo organismo.

Além disso, uma dificuldade de coagulação do sangue também pode acontecer, apresentando-se em forma de hemorragias em casos mais graves. Óleos vegetais e folhas verde-escuras são boas fontes da vitamina. Para garantir que os benefícios do micronutriente apareçam, o consumo diário deve ser de 120 microgramas.

Vitamina B1

Além da vitamina C, conte com a laranja para consumir B1.

Ela também pode ser chamada de tiamina e tem papel fundamental na transformação dos alimentos em energia para o corpo. Outra missão importante da vitamina B1 é fazer o transporte de íons através da membrana celular dos músculos e dos nervos, mantendo estas células em perfeito funcionamento.

De acordo com a nutricionista Roberta Stella, quando sua quantidade mínima não é atingida, uma doença chamada beribéri pode se instalar. Seus sintomas são confusão mental, perda muscular, edema, taquicardia e aumento do tamanho do coração. Para evitar os males causados pela deficiência de B1, basta encher os pratos de leguminosas, peixes, cereais integrais e enriquecidos, carne bovina e suína.

A soma diária da vitamina deve ser de 1,2 miligramas para adultos acima de 19 anos e de 1,4 para gestantes e lactantes

Vitamina B3

Diversificar o consumo de atum é garantia de B3 no cardápio.

A riboflavina faz parte do famoso complexo B e está envolvida no transporte de elétrons, que é parte fundamental para a produção de energia a partir dos carboidratos, proteínas e gorduras. Sem contar que ela apresenta características antioxidantes, o que ajuda a prevenir o envelhecimento celular e evita derrames e infartos.

Quando a riboflavina está em falta, geralmente, está associada à deficiência de outras vitaminas hidrossolúveis. Os principais sintomas são lacrimação, queimação e coceira nos olhos, dor e queimadura dos lábios, boca e língua. Dietas pobres em proteínas animal e em vegetais verde-escuros por um longo período podem ser a causa da queda das taxas de riboflavina.

Portanto, é preciso atenção ao consumo de carnes, verduras escuras, leite e derivados. A recomendação diária da vitamina é de 1,3 miligramas.

Vitamina B5

Leite e seus derivados entram em cena para oferecer B5.

Também conhecida como ácido pantotênico, a vitamina B5 é encontrada em todas as células vivas na forma de coenzima A (CoA), que participa de inúmeras reações essenciais para o organismo. A CoA está envolvida, por exemplo, no processo de transformação dos alimentos em energia, fazendo a síntese de gorduras, colesterol, hormônios, neurotransmissor e melatonina.

A deficiência de ácido pantotênico é muito rara, observada somente em casos de extrema má nutrição. A ingestão adequada equivale a

5 miligramas por dia. As fontes alimentares da vitamina são peixe, frango, ovos, leite, lentilha, abacate e batata.

Biotina

Mais uma participante do complexo B, a biotina é a responsável por ativar quatro enzimas chamadas de carboxilases. Roberta explica que essas enzimas são essenciais para haver reações metabólicas no organismo, como a síntese de ácidos graxos e a formação de glicose. Apesar de rara, sua deficiência pode causar queda de cabelo, depressão e sonolência. Suas fontes alimentares são os ovos, fígado, pão e cogumelo. O consumo diário recomendado é de 30 microgramas.

Vitamina B6

Por não ser produzida pelo corpo, assim como todos os outros representantes do complexo B, a vitamina B6 precisa de um reforço ainda maior na alimentação.

Na forma de coenzima, ela participa de diversas reações metabólicas fundamentais para o organismo, como a estocagem de glicogênio nos músculos, que fornecerá energia quando necessário.

Outra atividade importante da B6 é atuar na formação da serotonina (neurotransmissor relacionado ao bem-estar), das células vermelhas sanguíneas (hemoglobinas) e também da síntese de outra vitamina, a niacina. Transtornos como tontura, depressão e irritação da pele são alguns indícios da falta de vitamina B6.

Os alcoólicos são o grupo que mais corre risco de sofrer com esses sintomas, pois eles sofrem alteração do metabolismo normal dessa vitamina. (Conte com o menu certo para combater problemas de saúde). A quantidade de B6 deve girar em torno de 1,3 a 2,0 miligramas por dia. Para ingeri-las, é só contar com cereais integrais, leguminosas, batata, banana e alimentos fortificados.

Vitamina B12

B12 ou cobalamina são os nomes que essa vitamina essencial para o bom funcionamento das células leva. Ela atua principalmente nas células do intestino, do tecido nervoso e da medula óssea.

O consumo diário da vitamina B12 deve ser de 2,4 microgramas.

Um tipo de anemia chamada perniciosa é uma das principais causas da deficiência de vitamina B12. Alimentos ricos em proteínas, como carnes, peixes, ovos, leite e queijos evitam que as taxas da vitamina não sejam atingidas.

Folato

Folato e ácido fólico são as denominações usadas para essa vitamina participante do complexo B. Apesar de desempenharem as mesmas funções, eles têm características diferentes. O ácido fólico, por exemplo, raramente é encontrado nos alimentos e no corpo humano.

Suas fontes são os suplementos alimentares e alimentos fortificados. Já os folatos, além de encontrados na alimentação, ainda são achados em formas metabolicamente ativas no organismo, como a formação de células sanguíneas (hemácias e leucócitos) e participação no código genético (DNA e RNA). Se as quantidades ideais de folato não forem atingidas, a anemia tem chances de se instalar.

Em gestantes, a deficiência da vitamina pode causar má formação do tubo neural (estrutura que dá origem ao cérebro e à medula espinal da criança). Por isso, é comum a suplementação durante a gravidez, orientada por um especialista. A indicação de consumo diário para homens (e mulheres que não estejam grávidas) é de 400 microgramas. A quantidade pode ser atingida com a ingestão de vegetais verde-escuros, sucos de frutas cítricas, lentilha e feijão.

Vitamina C

Morango surpreende com a alta quantidade de vitamina C.

Ela está no topo da lista das vitaminas mais consumidas. É importante ficar de olho na alimentação para obtê-la, já que a vitamina C, apesar de muito usada pelo organismo, não é sintetizada por ele assim como todas as outras.

Também conhecida por ácido ascórbico, ela tem atuação importante na síntese de colágeno, estrutura que compõe os vasos sanguíneos, tendões, ligamentos e ossos. Além disso, tem papel de destaque na síntese de um neurotransmissor chamado norapinefrina.

Os neurotransmissores são fundamentais para a realização de atividades cerebrais e são conhecidos por agir no humor.

Mais uma função da vitamina C é fazer a síntese de carnitina, uma pequena molécula envolvida no transporte de gordura para a célula, que resulta em energia. Sem falar que ela é um potente antioxidante, capaz de proteger moléculas indispensáveis para o corpo, como proteínas, gorduras, carboidratos e ácidos nucléicos (RNA e DNA), de danos provocados pelos radicais livres.

Os radicais livres são gerados durante o metabolismo normal e pela exposição de toxinas e poluentes como o fumo. Apesar de sua deficiência ser rara, já que a vitamina é obtida facilmente pela alimentação, pode causar uma doença fatal: o escorbuto, cujos sintomas são inchaço, dores nas articulações, hemorragia nas gengivas e feridas que não cicatrizam.

Para prevenir a falta do ácido ascórbico e evitar doenças crônicas, recomenda-se uma ingestão diária de 90 miligramas para homens e 75 miligramas para mulheres, ambos acima de 19 anos. Quem fuma deve consumir uma quantidade adicional de 35 miligramas por dia, devido ao aumento do estresse oxidativo. Laranja, limão, abacaxi, mamão, goiaba e pimentão são bons exemplos de fontes da vitamina C.

CAPÍTULO VI
Dieta alcalina: conheça os prós e contras desse método para emagrecer

Ela promete eliminar toxinas, mas não leva em conta o número de calorias

Emagrecer e deixar o corpo livre de toxinas são as promessas que vêm conquistando a turma adepta da dieta do pH. A ideia por trás do método é ajustar a alimentação para deixar o pH do sangue mais alcalino - a mudança seria suficiente para favorecer a eliminação de toxinas. Na prática, isso quer dizer mais destaque para cereais integrais, frutas e verduras na hora de montar o prato, enquanto carne vermelha e leite integral ficam de lado. "Existem algumas propostas positivas na dieta do pH, mas nenhum estudo científico foi feito para provar que ela pode levar ao emagrecimento", afirma o nutrólogo Roberto Navarro, da Sociedade Brasileira de Nutrologia (ABRAN). Conheça os detalhes de mais esta opção e decida se vale a pena investir.

Dieta
Pró - Visa a reeducação alimentar
Essa dieta coloca no cardápio alimentos saudáveis, como frutas verduras e legumes, e retira as carnes gordurosas, farinha branca e industrializados que, em excesso, fazem mal à saúde. Por isso, se bem balanceada, pode funcionar como uma reeducação alimentar.

Contra - Não conta calorias
Qualquer dieta para emagrecer deve se preocupar com o número de calorias ingeridas", afirma Roberto Navarro. Se você gasta mais calorias do que consome durante o dia, acaba emagrecendo, por isso a medida é tão importante. "Não há comprovação nenhuma de que a eliminação de toxinas provoque a perda de peso, como promete essa dieta", afirma o especialista. Além disso, homens e mulheres em diferentes faixas etárias têm necessidades calóricas diferentes, ignorar esse valor pode trazer prejuízos à saúde.

Gordura localizada
Pró - Diminui a retenção de líquidos
O nutricionista Israel Adolfo, de São Paulo, conta que qualquer alimento gera um resíduo tóxico, naturalmente diluído em água pelo organismo. Portanto, quanto mais toxinas ingeridas, maior a

retenção de líquidos. Por manter o pH do sangue mais alcalino, essa dieta promove a eliminação de toxinas. "Por isso que dizem que essa dieta elimina até oito quilos em um mês, mas a maior parte desta perda corresponde à agua", afirma.

Contra - Não elimina gorduras
O nutricionista explica que a eliminação de toxinas não promove o emagrecimento, como prometido. "Não há, necessariamente, redução do percentual de gordura corporal, apenas redução da retenção de líquidos".
Cardápio

Pró - Coloca alimentos integrais na dieta
Como dito antes, uma vantagem desse tipo de dieta é estimular o consumo de alimentos integrais, o que contribui para a qualidade nutricional da alimentação e também para melhorar a digestão. Além disso, o aumento no consumo de alimentos integrais diminui o índice glicêmico, reduzindo a liberação de insulina corporal e favorecendo a saciedade.

Contra - Desencoraja o consumo de carnes e laticínios
Se consumidos em excesso, os laticínios integrais e as carnes vermelhas aumentam o colesterol, favorecendo o aparecimento de doenças cardiovasculares. "Mas, na dose certa, eles te dão, respectivamente, as quantidades adequadas de cálcio, garantindo ossos fortes, e de proteínas, essenciais para o crescimento muscular", afirma Roberto Navarro.

Exercícios físicos
Pró - Incentiva a prática de atividade física
A dieta alcalina estimula a prática de exercício físico, essencial para aumentar o gasto calórico diário e acelerar o emagrecimento.

Contra - Podem faltar nutrientes para o exercício
Por outro lado, ela não te garante os nutrientes necessários para quem faz exercícios físicos. Roberto Navarro explica que, se você

corta a carne da dieta, pode ficar sem proteínas para gerar músculos. Uma opção nesses casos é optar pela proteína vegetal, como a lentilha. O especialista reforça que esse risco é maior para adolescentes em fase de desenvolvimento e, portanto, precisando de quantidades maiores da substância.

Restrição alimentar

Pró - Contempla todos os grupos alimentares

Diferente de outras dietas restritivas, a alcalina abrange todos os grupos nutricionais, mesmo priorizando aqueles que deixam o sangue mais alcalino. "Isso garante que a alimentação seja o mais próxima possível de uma alimentação balanceada", afirma Roberto Navarro.

Contra - Não leva em consideração as necessidades alimentares individuais

Assim como os outros regimes alimentares que viram moda, a dieta alcalina acaba sendo feita sem qualquer acompanhamento médico ou nutricional. *"Qualquer dieta, por mais equilibrada que seja, pode ser perigosa se não são levadas em consideração as necessidades individuais",* diz Roberto Navarro. *"Para pessoas com anemia - que muitas vezes nem sabem que têm a doença - por exemplo, não é recomendada a restrição de carne vermelha".*

Variedade de alimentos

Pró - Incentiva a redução do consumo de alimentos industrializados

Vilões do século 21, os alimentos industrializados estão fora da dieta alcalina. Além de serem ricos em sódio, substância que acidifica o sangue e, comprovadamente promove perda de massa óssea e cálculo renal, eles são muito calóricos.

Contra - A dieta é monótona, o que diminui a adesão.

Com tanta restrição, fica difícil manter a dieta longe da monotonia. Roberto Navarro explica que as dietas com pouca variedade de alimentos acabam sendo abandonadas sem que você consiga

42

experimentar resultados. Uma ideia para manter a dieta interessante é adicionar ervas e temperos aromáticos, como a salsa, coentro, alecrim e o manjericão.

Eficácia

Pró - Previne cálculo renal e perda de massa óssea

"Para retirar a acidez do sangue e reestabelecer o pH, o corpo retira cálcio dos ossos sob a forma de bicarbonato de cálcio, componente que devolve a neutralidade ao sangue", afirma Roberto Navarro. O excesso de bicarbonato de cálcio circulante acaba indo para os rins, podendo provocar a formação de pedras. Por isso, uma dieta que prioriza a manutenção do pH do sangue protege os ossos e os rins.

Contra - Não emagrece obrigatoriamente

O especialista explica que a alimentação para emagrecer precisa ter a contagem calórica como base. "Se você consumir os alimentos que alcalinizam o sangue em excesso, vai acabar engordando", afirma Roberto Navarro.

CAPÍTULO VII
Farinha de berinjela reduz o colesterol e traz saciedade

O alimento conserva as propriedades do vegetal e tem como bônus uma alta quantidade de fibras

A farinha de berinjela é um alimento rico em fibras que a reduzir a glicose e colesterol do sangue.

A berinjela é um dos vegetais mais ligados ao emagrecimento. E além de ser usado in natura em saladas ou inteiro em preparações, como camada de lasanhas, por exemplo, ele ainda pode ser apresentado no formato de suco, chá e farinha. Mas entre esses derivados, acredita-se que a farinha da berinjela seja a que mais mantenha suas propriedades originais. Tanto que alguns estudos indicam que a ingestão regular da farinha seja mais eficaz no emagrecimento e diminuição dos níveis de gorduras sanguíneas, como o colesterol e os triglicerídeos.

Principais nutrientes da farinha de berinjela

Não existe uma tabela nutricional oficial da farinha de berinjela e sua composição pode variar muito de acordo com a marca ou a forma como ela é produzida. Um estudo brasileiro, porém, mapeou a quantidade alguns nutrientes, que listamos na tabela abaixo:

Farinha de berinjela - Por 15 g (uma porção)

Carboidratos..3,8 g
Proteínas..1,2 g
Gorduras...0,3 g
Fibras..6,8 g

Fonte: Estudo Produção, composição centesimal e qualidade microbiológica de farinha de berinjela. Enciclopédia Biosfera, Centro Científico Conhecer - Goiânia, vol.7, N.13; 2011. Convertido para 15g

Acredita-se que a farinha de berinjela contenha os nutrientes em que o vegetal é rico, como vitamina B3 (niacina) e vitamina C, por exemplo. Porém isso ainda não foi estudado e estabelecido.

A maior vantagem da farinha de berinjela está na sua alta composição de fibras. Para se ter uma ideia, são indicadas 55 gramas de fibras ao dia em uma dieta de 2 mil calorias diárias. A farinha de berinjela apresenta 6,8 gramas em uma porção de uma colher de sopa (15 g), ou seja, equivale a 27% desse valor.

Por outro lado ela é bem pobre em gorduras, contendo apenas 0,3 g a cada 15 g. Como precisamos consumir no máximo 55 gramas de gordura ao dia, uma porção supre apenas 0,5% da quantidade desse macro-nutriente que precisamos ao dia. Veja qual porcentagem do Valor Diário* de alguns nutrientes que esse alimento carrega:

27% de fibras
2,4% de proteínas
1,2% de carboidratos
0,5% de gorduras.

Benefícios da farinha de berinjela

Ajuda a emagrecer. Uma pesquisa feita na Universidade Federal do Rio de Janeiro (UFRJ) colocou um grupo de mulheres obesas em um programa de reeducação alimentar. Porém, enquanto metade consumia 14 gramas de farinha de berinjela por dia, a outra simplesmente não consumia o vegetal. Após 60 dias, o primeiro grupo perdeu em média 60 quilos, enquanto o segundo perdeu apenas 30 kg. Existem três propriedades da farinha de berinjela que explicam essa potencialização na perda de gordura e peso:

---

*Valores Diários de referência para adultos com base em uma dieta de 2.000 kcal ou 8.400 kj. Seus valores diários podem ser maiores ou menores dependendo de suas necessidades energéticas.

1. *Aumenta a saciedade*

As fibras são velhas conhecidas de quem se interessa pela perda de peso, e estão em alta concentração na farinha de berinjela. A vantagem é que quando as consumimos com a quantidade adequada de água, elas se transformam em um gel em nosso estômago, tornando a digestão mais lenta e aumentando a distensão da parede do órgão, dois mecanismos que informam ao nosso corpo que estamos satisfeitos. Com isso, nos alimentamos menos e consequentemente ingerimos menos calorias do que antes, provocando o emagrecimento.

2. *Reduz a gordura corporal*

Esse gel formado no bolo alimentar faz com que a glicose dos alimentos ingerido junto com a farinha seja liberada lentamente na corrente sanguínea. O hormônio responsável por colocar esse nutriente para dentro das células é a insulina, mas ele também é culpado pelo acúmulo de gordura no corpo quando circula em altas quantidades no nosso organismo. Se a insulina for liberada lentamente, acumulamos menos gordura no tecido adiposo, o que também resulta em menor ganho de peso.

3. *Controla a compulsão por doces*

Ao evitar o pico glicêmico, previne-se também a queda brusca de glicose no nosso sangue. O problema dessa baixa é que o corpo sente uma necessidade em repor esse nutriente rapidamente, e o melhor meio para isso é o consumo de carboidratos simples como o açúcar e o trigo. Além disso, a insulina em excesso torna o triptofano mais facilmente absorvido pelo cérebro, causando maior sensação de bem-estar por ser precursor da serotonina. Porém, quando a dose está muito alta, o corpo começa a "pedir" por mais fontes desse aminoácido, como o chocolate - que não é um vilão, desde que consumido na versão meio amarga e em baixas quantidades. De qualquer forma, o resultado é o mesmo: maior produção de insulina, aumento do acúmulo de gordura no tecido adiposo e, por consequência, quilos a mais.

Ajuda os diabéticos. Quanto mais produzimos insulina, mais resistentes alguns órgãos do nosso corpo ficam a sua ação, ou seja, é preciso cada vez maiores quantidades do hormônio para colocar para dentro das células a mesma quantidade de glicose. Isso gera um quadro chamado de resistência à insulina. Com o tempo, se nada for feito para corrigir isso, ou seja, se o indivíduo continuar tendo picos glicêmicos, o problema evoluirá para o diabetes tipo 2. Por isso que a inclusão de alimentos ricos em fibras, como a farinha de berinjela, é importante, já que elas aumentarão os intervalos de envio da glicose para o nosso sangue, como já explicado.

4.Reduz as gorduras no sangue

No estudo realizado pela UFRJ, além de maior emagrecimento nas mulheres que consumiam a farinha de berinjela, foi verificada uma redução da gordura no sangue, como o colesterol total, colesterol LDL e triglicérides. Isso pode ser explicado através de alguns mecanismos. O primeiro é que, assim como a absorção da glicose é retardada pelo gel formado pelas fibras, o colesterol também é enviado em quantidades menores para o nosso sangue, reduzindo as quantidades totais desse nutriente. Além disso, acredita-se que as fibras específicas da berinjela atuem nos sais biliares, essenciais para a absorção do colesterol. Por fim, a presença de vitamina B3 (niacina) aumenta o transporte reverso do colesterol, realizado pelo HDL (colesterol bom), ou seja, pode aumentar em até 30% esta taxa.

5.Melhora o funcionamento do intestino

O mesmo gel formado pelas fibras também ajuda o bolo alimentar a transitar melhor, aprimorando o transito intestinal. Além disso, elas têm uma função prebiótica: as fibras sofrem fermentação completa ou parcial no intestino grosso, que é realizada por bactérias benignas, o que estimula o crescimento da microbiota (flora intestinal) e incentiva uma atividade intestinal saudável.

6.Aumenta a imunidade

Ao estimular as bactérias amigas do intestino, as defesas do nosso corpo também são reforçadas, já que 60% das nossas imunoglobinas estão nele. Além disso, os ácidos graxos de cadeia curta resultantes da digestão das fibras impedem com que bactérias ruins do intestino se transportem para a corrente sanguínea, evitando que elas infectem o corpo todo.

A berinjela é um alimento rico em antioxidantes e acredita-se que eles continuam na farinha.

7.É rica em antioxidantes

A casca da berinjela deve sua coloração arroxeada aos flavonoides chamados de antocianinas. Elas protegem nosso organismo de doenças cardiovasculares, câncer, diabetes, infecções virais e obesidade, devido a sua ação antioxidante, que protege o DNA das células e evita inflamações. Ao que tudo indica e alguns estudos comprovam, quando a farinha de berinjela é feita com a casca, ela preserva esses nutrientes, colaborando dessa forma para a nossa saúde.

Quantidade recomendada da farinha de berinjela

Alguns especialistas divergem nesse ponto, variando a quantidade recomendada entre uma a quatro colheres de sopa por dia. O ideal é conversar com seu nutricionista ou médico nutrólogo, que poderão adequar a quantidade desse alimento a sua ingestão de carboidratos e fibras diárias, computando os outros alimentos.

O consumo de entre 1,5 e 2 litros de água por dia para quem ingere essa farinha é altamente recomendado, já que as fibras presentes em grande quantidade nesse alimento precisam do líquido para conseguirem cumprir suas funções de forma adequada, não causando constipações e retardo no trânsito intestinal. É importante também aliar a ingestão da farinha a algum alimento fonte de vitamina C, para evitar a formação de radicais livres.

Como consumir a farinha de berinjela

Receita de polenta com farinha de berinjela ajuda a reduzir o colesterol

Ela pode ser consumida no dia a dia, misturada com iogurtes, salada de frutas, cuscuz, arroz, e outras preparações. A farinha de berinjela tem uma quantidade alta de fibras, portanto pode ser muito bem utilizada em pães, bolos, biscoitos e outras massas. Porém, justamente por esse motivo, ela não tem uma boa fermentação, e precisam ser unidas à farinha de trigo refinada nas receitas.

Compare a farinha de berinjela com outros alimentos

Quando falamos em fibras, a farinha de berinjela é rica nelas, ultrapassando, por exemplo, a famosa farinha de banana verde, que contém cerca de 2,6 gramas de fibras em duas colheres de sopa (30 g), contra 6,8 gramas de fibras em uma colher de sopa da farinha de berinjela, ou seja, 2,5 vezes mais em metade da quantidade. Sem esquecer, porém, que o forte da farinha de banana verde está no seu amido resistente. Portanto, vale aliar os dois alimentos.

Combinando a farinha de berinjela

Farinha de berinjela + Frutas cítricas: Um dos problemas do consumo constante da farinha de berinjela é a formação de radicais livres, que podem prejudicar nosso organismo de diversas formas. E apesar de ela ser rica em antioxidantes, vale a pena aliá-la a outros alimentos fontes de nutrientes com essas propriedades, como a vitamina C. Por isso, vale apostar no consumo da farinha com frutas cítricas.

Contraindicações

Não existem contraindicações específicas ao consumo da farinha de berinjela, a não ser o cuidado de consumi-la com alimentos antioxidantes, para evitar formação de radicais livres.

Riscos

As fibras em excesso podem causar constipação intestinal, perda de nutrientes por competição no local de absorção, entre outros problemas. O ideal é consultar o profissional nutricionista para adequar a ingestão ao seu estado clínico e estilo de vida. Além disso, a berinjela é rica em carboidratos, que quando consumidos em altas quantidades causam o aumento de peso.

Onde encontrar

A farinha de berinjela pode ser encontrada em supermercados, lojas de produtos naturais ou mesmo comprada em lojas virtuais. Porém, sempre compre de marcas e locais de confiança.

CAPÍTULO VIII
Farinha de coco: doce que ajuda a emagrecer

O alimento funcional é rico em fibras, que trazem saciedade

Farinha de coco não contém glúten e é rica em fibras e triglicérides de cadeia média

Coco é uma fruta tópica de países tropicais, e ele pode ter diversos derivados: coco ralado, água e o famoso óleo de coco. Mas, há outro produto seu que tem atraído a atenção de quem quer emagrecer: a farinha de coco. Esse alimento é produzido a partir da polpa da fruta, ou seja, a parte branca e gordurosa. Mas, parte da gordura é retirada antes do processo de desidratação, o que faz com que ela tenha um percentual menor desse macro-nutriente. Tem se atribuído a esse alimento propriedades como aumentar a saciedade, melhorar o intestino ou mesmo combater o diabetes. Conheça, a seguir, tudo sobre esse alimento funcional que não contém glúten.

Principais nutrientes da farinha de coco

A principal característica desse alimento é que ele mistura fibras com gorduras. Por mais que a maior parte da gordura do coco seja saturada, ou seja, não tão aliada da nossa saúde, grande percentual dela é composta pelas triglicérides de cadeia média (TCM), que são metabolizadas direto no fígado, se tornando energia mais rapidamente e de não se acumulando depois no tecido adiposo.

Não existe ainda uma tabela nutricional oficial da farinha de coco, logo sua composição de nutrientes pode variar conforme o fabricante do produto. Mas podemos observar essa proporção das gorduras no fruto: em 100 gramas de coco encontramos 30 g de gordura de saturadas, sendo que 15,37 g delas são o ácido láurico, um dos tipos de TCM.

Outra vantagem nutricional da farinha, que a faz ganhar do óleo de coco, por exemplo, é sua quantidade de fibras. Estima-se que podemos encontrar 2,5 gramas delas a cada colher de sopa da farinha (10 g). Isso equivale a 10% do que precisamos consumir ao dia.

A farinha é feita com a parte branca do coco, mas parte de suas gorduras são retiradas antes.

Além de tudo, ela não contém glúten, sendo bem indicada para celíacos, substituindo a farinha de trigo em algumas preparações.

Benefícios da farinha de coco
Ajuda a emagrecer
A farinha de coco é rica em fibras, substâncias que têm algumas repercussões no corpo que nos ajudam a perder peso. Quando essas substâncias entram em contato com a água no sistema digestivo, se tornam um gel volumoso. Ele aumenta a distensão do estômago e promove maior saciedade e nos impede de exagerar nas refeições.

Além disso, esse gel envolve o bolo alimentar, o que torna a liberação da glicose mais lenta na corrente sanguínea, reduzindo a vontade por carboidratos por algum tempo. Com menos glicose sendo liberada de uma vez, o pâncreas produz menos insulina, hormônio responsável por colocar esse açúcar para dentro das células e que também estimula que a gordura seja depositada no tecido adiposo, diminuindo nosso acúmulo de "massa gorda".

Os triglicérides de cadeia média, um dos tipos de gordura saturada, também ajudam no emagrecimento, já que são metabolizados diretamente no fígado e se não forem usados, também não se acumulam como gordura no nosso corpo. Por fim, alguns estudiosos atribuem ao ácido láurico, um desses ácidos graxos saturados, a função de acelerar o metabolismo das células, o que aumenta o consumo de calorias e com isso ajuda na perda de peso.

Reduz riscos de diabetes
Essa absorção mais lenta da glicose também traz outras vantagens: quando temos açúcar demais no sangue, precisamos de cada vez mais insulina para metabolizar esse nutriente. O problema é que, com o tempo, alguns órgãos e tecidos começam a requisitar ainda mais desse hormônio para colocar a mesma quantidade de glicose nas células, gerando um quadro conhecido como resistência à insulina. Essa é uma condição chamada de pré-diabetes, já que se ela não for solucionada, pode evoluir para o diabetes tipo 2 em si.

Para quem já tem a doença essa redução também é importante, pois faz parte do tratamento ter os níveis de glicose mais equilibrados, o que ajuda na contenção das diversas repercussões do diabetes, como o pé diabético e hipertensão.

Auxilia a digestão

As fibras são muito importantes para um bom funcionamento intestinal. Primeiro porque elas formam uma camada de gel em torno do bolo alimentar que facilita sua circulação pelo sistema digestivo, desde que se ingira a quantidade correta de água. Além disso, elas são fermentadas pelas bactérias intestinais (microbiota intestinal), o que leva à formação dos chamados ácidos graxos de cadeia curta (AGCC). Esses ácidos ajudam na melhora da constipação, já que são capazes de aumentar o volume fecal e reduzir o tempo de trânsito intestinal.

Favorece a imunidade

Colocar as bactérias do bem do intestino para trabalharem ajuda a aumentar sua quantidade, com isso, elas protegem a saúde não só desse órgão, como do corpo inteiro. Isso porque elas e os ácidos graxos de cadeia curta estão intimamente ligados ao sistema imunológico ao impedir que as bactérias ruins da microbiota caiam na corrente sanguínea. Além disso, no intestino se encontram 60% das imunoglobinas do nosso corpo.

Reduz o colesterol

Como o coco é uma fonte de gorduras saturadas, e metade delas não são triglicérides de cadeia média, há o risco do consumo excessivo desse alimento e seus derivados aumentarem o colesterol LDL, que quando circula em grandes quantidades no nosso corpo, pode depositar gordura nas paredes das artérias (condição chamada de aterosclerose).
Ainda existem dúvidas sobre a eficiência da farinha de coco no combate ao colesterol ruim (LDL).
Porém, alguns outros componentes da farinha de coco podem ajudar na redução desse colesterol também. É o caso das fibras,

que tornam a absorção desse nutriente mais lenta. Além disso, a sua fermentação pelas bactérias do estômago forma os ácidos graxos de cadeia curta, que por sua vez inibem a ação de uma enzima (a HMG-Coa redutase) que está diretamente ligada com a produção do colesterol.

Um estudo publicado na revista Innovative Food Science and Emerging Technologies em 2006 mostrou benefícios da farinha de coco na diminuição do colesterol, além de sua influência na saúde intestinal e índice glicêmico. Mesmo assim, não há ainda uma diretriz que indique seu consumo para quem tem taxas de colesterol altas.

Quantidade recomendada de farinha de coco
Não há uma quantidade recomendada fixa para a farinha de coco, mas para conseguir os benefícios sem abusar das calorias, experimente consumir entre uma e duas colheres de sopa ao dia, o que equivale a até 20 gramas.

Como consumir farinha de coco
A farinha de coco pode ser consumida diretamente com iogurtes, frutas, batida com um suco ou fazer parte de uma granola saudável. Ela também pode enriquecer receitas de pães e bolos.

Ela é muito usada pelos celíacos para substituir a farinha de trigo em algumas preparações, geralmente misturada a outras farinhas. E se engana que pensa que seu sabor adocicado a impede de participar de massas salgadas. Na verdade, ela acaba por substituir também a pitada de açúcar que colocamos nessas receitas. Para bolos, o ideal é misturar com a farinha de arroz, para ter a melhor consistência da massa.

Contraindicações
Não há contraindicações ao uso da farinha de coco, mas o ideal é consumi-la com o aval de um especialista, para que a quantidade de gorduras saturadas que ela possui seja adequada à sua dieta.

Riscos do consumo excessivo

Por ser um alimento rico em fibra, o consumo excessivo pode gerar desconfortos como gases e problemas abdominais. Além disso, é preciso ter um bom consumo de água, ou pode haver um favorecimento da constipação. Por fim, o coco é um alimento gorduroso, e o consumo sem medidas da farinha pode levar ao aumento de peso.

Onde encontrar

A farinha de coco pode ser encontrada em alguns hipermercados, mas principalmente em lojas de produto naturais, físicas ou na internet.

CAPÍTULO IX
Alimentação econômica
Como se alimentar de forma saudável em épocas de
crise financeira

É possível seguir algumas diretrizes e continuar a comprar alimentos saudáveis em épocas de crise financeira, ao invés de passar para uma dieta de batatas fritas, queijo e massas, ou hambúrguer e cachorro quente.

Faça o seu próprio café em casa, compre fruta e legumes da estação, e ocasionalmente, substitua a carne por fontes de proteínas alternativas, como ovos e feijão, e, mesmo que pareça uma solução fácil, barata e muito tentadora, mantenha-se afastado das cadeias de Fast-Food. A fotografia bonita não compensa a falta de nutrição.

"Em tempos de crise financeira, no qual atravessamos, não significa que tenhamos de nos alimentar de forma pouco saudável", diz Aleitor Mendes, um conhecido nutricionista de São Paulo, Brasil. *"Ao planear com tempo, comprar nas feiras e mercados e aproveitar os produtos de marca própria dos hipermercados podemos poupar muito dinheiro e ao mesmo tempo fornecer alimentos ricos e saudáveis para toda a família."*

Fruta e Vegetais

"Comprar alimentos frescos é demasiado caro"? Errado. De fato, comprar frutas e legumes da estação é bastante econômico. Aproveite para comprar alguns alimentos em maior quantidade, poderá também poupar sobre o "desconto de quantidade".

Se não estiverem na estação, poderá adquirir fruta ou legumes enlatados a preços muito acessíveis. Aproveite e confira as marcas próprias dos hipermercados, já que a qualidade é assegurada e a preços muito inferiores. Estes alimentos são enlatados ainda muito frescos, pelo que a qualidade nutricional se mantém praticamente na íntegra.

Uma das melhores formas de conseguir vegetais e frutos frescos é cultivá-los você mesmo, caso possua um quintal ou um pequeno jardim com espaço suficiente para fazer. Caso não tenha espaço, poderá sempre plantar ervas frescas num vaso dentro de casa.

Proteínas

Conseguir proteínas pode ser algo complicado com um orçamento reduzido. Filet mignon, bife do lombo ou lagosta fresca é apenas uma miragem para "carteiras apertadas," mas poderá ainda encontrar boas peças de carne a preços baixos.

Em primeiro lugar, é preferível comprar peças de carne "não preparadas". Poderá marinar ou rechear a carne você mesmo. Não precisa que o talho ou loja faça isso e cobre pelo serviço. Poupa dinheiro, e poderá ter um maior controlo sobre o teor nutricional e o nível de sal dos temperos. Comprar galinha inteira com os ossos custa bastante menos, e poderá retirá-los facilmente para preparar uns saborosos peitos de galinha. As carnes menos nobres da vaca ou do porco são bastante mais baratas; contudo, apresentam muitas vezes uma rigidez ou gorduras que se podem tornar bastantes desagradáveis. Ao estufar estas carnes, o tempo de cozedura vai fazer a carne amolecer e devido ao tempo da confecção vai obter um saboroso prato.

E a carne não é a única opção. Considere substituir a carne por alternativas proteicas duas ou três vezes por semana. O feijão, ovos ou manteiga de amendoim são apenas exemplos de excelentes fontes de proteínas que ajudam a manter bons níveis de nutrição em tempos de crise.

Cereais

Tal como no caso das fontes de proteínas, comprar produtos menos processados é preferível. Prefira arroz (integral) às misturas, que muitas vezes são apenas engenhosos truques de marketing que nada beneficiam a sua nutrição e saúde.

É também uma boa ideia comprar pão, bolo-pão ou tortilhas quando estão a preços mais acessíveis e congelá-los para comer mais tarde. O valor nutricional mantém-se praticamente inalterado por bastante tempo.

Bebidas

Uma excelente solução para poupar mais é comprar um filtro de água em vez de comprar água engarrafada. Se preferir os sumos, opte por concentrados em vez de refrigerantes.

Beba o café da manhã em casa. Acrescentar umas gotas de leite ou natas (magras) dará ao café da manhã um toque especial, e muito mais barato do que sair todas as manhãs para tomar o pequeno almoço na rua.

Snacks

Os snacks (batatas fritas de pacote, tiras de milho de pacote, etc) são normalmente produtos de pobre nutrição e pouco saudáveis. Evite este tipo de produtos, mas se não conseguir viver sem eles, opte por pacotes familiares e faça você mesmo os pacotes individuais. Poupará cerca de 50%.

Dicas Gerais

- Compre produtos de marca própria do hipermercado (ou marca branca);
- Compre produtos familiares e em pacotes grandes para poupar dinheiro e faça depois em casa pacotes individuais;
- Compre produtos em saldo ou em promoção e congele para consumir mais tarde;
- Não caia nas armadilhas dos hipermercados. Junto às caixas para pagar estão colocadas várias "ilhas" de produtos como pastilhas elásticas, gomas, doces, bolos, biscoitos, entre outros, que as pessoas são tentadas a comprar enquanto esperam na fila para pagar. Concentre-se na secção dos legumes e frutas frescos;
- Use cupons de descontos. Mas apenas para aqueles produtos que já consome normalmente, e não para produtos ricos em gorduras ou açúcares;
- Cozinhe em casa e evite sair para jantar;
- Mas se decidir sair para jantar fora, não se envergonhe e caso sobre muita comida, diga ao empregado para guardar e leve para casa;

- Substitua a carne por outras fontes proteicas de custo reduzido duas a três vezes por semana;

CAPÍTULO X
Pele saudável com uma boa nutrição

O recurso ao botox ou gastar centenas, por vezes milhares de euros em cremes que fingem desafiar a idade não são as únicas formas de manter a sua pele com um aspecto fresco, vigoroso e saudável. Uma das estratégias mais eficazes para fortalecer a saúde da sua pele é nutrir o corpo através de uma alimentação saudável e equilibrada. As investigações demonstram que consumir certos tipos de alimentos pode ajudar a prevenir rugas, danos causados pela exposição ao sol e manter a pele hidratada. Na próxima vez que for às compras, faça também uma lista para a sua pele.

Laranja, frutos vermelhos e produtos hortícolas
A fruta e legumes que possuem pigmentação vermelha apresentam altas taxas de antioxidantes que ajudam a prevenir o enrugar precoce da pele. As batatas-doces, tomates e o melão, por exemplo, podem ajudar a manter a sua pele firme e brilhante. Acrescente mais frutas e legumes como estes à sua alimentação diária. Em vez de fazer puré de batata ou batatas cozidas com a batata regular, utilize batatas-doces com um pouco de açúcar amarelo e um pouco de manteiga. Quando fizer uma sandes ou salada para o lanche, acrescente umas fatias de tomate, e troque as batatas fritas ou salgados por fatias frescas de melão.

Citrinos
Consumir citrinos numa base diária vai ajudar a manter a sua pele hidratada, o que, a longo prazo, vai prevenir as rugas. A vitamina C é um antioxidante muito poderoso que pode manter o colágeno na estrutura da sua face e impedir a flacidez. Contudo, e porque a vitamina C é solúvel na água, os níveis desta vitamina que podem ser armazenados no seu corpo são reduzidos, o que significa que terá de fortalecer o seu "stock" natural diariamente. As laranjas são uma das melhores fontes de vitamina C, mas as toranjas, limões e limas são também excelentes escolhas para manter os níveis de vitamina C regulares. O colágeno começa a desaparecer a partir dos 30 anos. Então, é bom começar a armazenar cedo.

Misture laranja ou toranja nas saladas para uma combinação saudável e fresca de Verão. Esprema uns limões, lima ou laranjas e beba revigorantes limonadas ou laranjadas. Esprema um quarto de limão por cima de peixe grelhado ou de frango para um condimento exótico. As opções são variadas, seja criativo.

Chás

Os antioxidantes conhecidos com EGCG é uma poderosa substância que pode prevenir a acne, danos causados por exposição solar e inflamações de pele. O EGCG é também conhecido por combater o cancro da pele e outros tumores. Os chás, como o chá verde, chá preto ou chá branco são as melhores formas de ingerir o EGCG, já que bastam entre quatro a seis copos de chá por dia para beneficiar dos efeitos do EGCG na sua pele. Substitua gradualmente o café diário por chá – complementarmente a ajudar a sua pele, os antioxidantes presentes no chá serão poderosos promotores de saúde para todo o organismo.

Folhas Verdes

A vitamina A, um dos nutrientes mais importantes para a saúde da pele, combate o envelhecimento precoce, a formação de escamas e a desidratação. A vitamina A é também essencial para a renovação celular e promove o crescimento de nova pele. Os espinafres e brócolis, por exemplo, são excelentes fontes de vitamina A, sejam frescos, crus, cozidos ou cozinhados a vapor, os legumes de folha verde são excelentes agentes para a saúde da pele.

Peixe

Os ácidos gordos ômega 3 encontrados no peixe, como no salmão, atum, sardinhas ou mesmo no marisco, possuem propriedades anti-inflamatórias que combatem os danos causados pela exposição prolongada ao sol. Apesar de consumir peixe ser uma excelente forma de manter a sua pele radiante, mantenha moderado o consumo de marisco, de modo a não ingerir demasiado mercúrio. Comer peixe duas a três vezes por semana é suficiente, especialmente se a sua dieta já contempla bastantes alimentos saudáveis para a pele.

CAPÍTULO XI
Dieta mediterrânica para uma alimentação saudável

De acordo com a Oldways Preservation & Exchange Trust, uma reconhecida organização sem fins comerciais que realiza estudos sobre ciência nutricional e alimentação saudável, o conceito de dieta mediterrânica foi introduzido em 1993 pela Oldways, pela Escola de Saúde Pública de Harvard e pela Organização Mundial de Saúde. Baseia-se num conjunto de tradições alimentares de países do mediterrânico, como a Grécia, Itália, Espanha e Portugal. Esta dieta inclui, essencialmente:

- Azeitonas e azeite.
- Grãos inteiros, especialmente em pães e cereais em vez de massas.
- Muito pouca carne vermelha.
- Peixe e mariscos.
- Queijos, mas pouco leite.
- Bastantes vegetais.
- Legumes e frutos secos.
- Vinho tinto.

As pessoas que vivem nesta área do mediterrânico tendem a comer alimentos ricos em gordura, mas também têm uma incidência menor em doenças cardiovasculares e cancros que em outras partes do mundo. Este facto não é comum, já que as dietas ricas em gorduras estão normalmente relacionadas com maiores índices de morte provocados por doenças de origem alimentar. Esta diferença pode estar relacionada com o uso praticamente exclusivo de azeite em detrimento de outros tipos de gordura. O azeite é uma gordura monoinsaturada, que ajuda a manter as artérias saudáveis.

Contudo, esta diferença deve-se à dieta como um todo e à sua complexidade nutricional, e não apenas ao uso de azeite. A dieta mediterrânica é também muito rica em fibras e antioxidantes derivados de vegetais, legumes e frutos secos - muito mais rica que a típica dieta ocidental (USA) - e pobre em gorduras saturadas. Consome-se muito pouca carne vermelha e leite, exceto em queijos e iogurtes.

68

Como começar uma dieta mediterrânica

Não é necessário viver na Grécia, Itália ou Portugal para ter uma alimentação mais saudável, de acordo com a dieta mediterrânica. A Oldways concebeu uma pirâmide específica para este tipo de alimentação que o ajuda a escolher quais os alimentos melhores para a saúde. A base da pirâmide é formada por alimentos como pão, cereais, massas, batatas e arroz. Frutas, legumes, vegetais e frutos secos é outra parte importante da sua dieta diária, juntamente com pequenas quantidades de queijo, iogurte e azeite. Aves, peixe e ovos são consumidos numa base semanal e a carne vermelha apenas uma vez por mês. A Oldways sugere ainda que se deve beber seis copos de água por dia, juntamente com um consumo moderado de vinho tinto. A dieta mediterrânica permite até um doce por semana.

Pode usar a pirâmide descrita em conjunto com algumas dicas para transformar a sua dieta atual numa dieta mediterrânica pura e mais saudável.

Substitua o óleo que utiliza por azeite

Provavelmente não quer adicionar mais calorias a sua dieta, por isso use azeite em vez de manteiga, margarina ou molhos para saladas. O azeite é ainda excepcional para cozinhar.

Coma vegetais

Nunca é demais insistir neste ponto. Todas as dietas saudáveis incluem bastantes vegetais. Muitas pessoas do mediterrâneo consomem cerca de 450 g de vegetais diariamente. Os vegetais verdes são particularmente ricos em antioxidantes e de baixas calorias. Prepare pratos vegetarianos e saladas várias vezes por semana.

Opte por grãos inteiros

Elimine o pão branco refinado e massas da sua dieta. Os grãos inteiros e cereais são ricos em fibras, para além de serem deliciosos.

Batatas, arroz e polenta são também utilizados como substitutos de amido.

Coma aves e peixe

O peixe contém gorduras ricas em ômega 3 que são excelentes para o coração e cérebro, podendo ser uma das principais razões porque a dieta mediterrânica é considerada com um exemplo de alimentação saudável. Além do mais, o peixe é pobre em gorduras e calorias e uma excelente fonte proteica. As aves e ovos são também uma fonte aceitável de proteínas. Coza ou grelhe o peixe e aves, não os frite. Os fritos, sendo alimentos pouco saudáveis, não encaixam neste modelo mediterrânico.

Limite o consumo de carne vermelha

A carne vermelha possui gorduras saturadas pouco saudáveis para o coração, não existindo muito espaço para bifes e hambúrgueres nesta dieta, apenas uma refeição por mês. Substitua os hambúrgueres gordurosos do Mc Donald's ou Burger King por hambúrgueres caseiros de frango. Junte alface, cebola e tomate para uma refeição mais completa.

Descubra os legumes e frutos secos

Os legumes são ricos em fibras, proteínas e outros nutrientes que podem substituir uma refeição completa. Escolha feijão, favas, grão e outros legumes secos. Os frutos secos complementam na perfeição uma refeição de legumes.

Fruta fresca como sobremesa

Evite bolos de pastelaria, bolachas e biscoitos. As frutas possuem poucas calorias e são ricas em vitaminas e outros nutrientes essenciais.

Iogurte e queijo são fontes de cálcio

Ingira algum tipo de iogurte light e de queijo todos os dias. Pode mesmo fazer um complemento para iogurte ou saladas com tomate e queijo *feta.*

Água e vinho

A pirâmide mediterrânica inclui, para uma alimentação saudável completa, seis copos de água por dia e um ou dois copos de vinho tinto. A água é boa para todos, mas não ingira vinho tinto se estiver grávida, for menor de idade ou se a ingestão de álcool põe-lo a si ou aos outros em risco.

CAPÍTULO XII
Alimentação saudável para reduzir o risco de gripe: frutas e legumes

Pode a sua dieta reduzir o risco de apanhar gripe? A especialista em nutrição Dr.ª Lisa Hark, Diretora do Programa Educacional de Prevenção e Nutrição da Universidade de Medicina de Pensilvânia, está convicta que sim. A Dr.ª Hark explicou-nos como uma dieta saudável pode ajudar a reduzir o aparecimento de espirros, narizes entupidos, irritação do frio e até a gripe.

De acordo com a Dr.ª Hark, uma alimentação saudável amplifica e reforça o seu sistema imunitário, e pode mesmo impedir que fique de cama com gripe. A chave é não esperar até ficar doente para fazer estas mudanças; você precisa rever a sua dieta alimentar e estilo de vida antes que o vírus da gripe ataque.

Estes são os conselhos da Dr.ª Hark:

- Confie em alimentos saudáveis, não em vitaminas.

Alimentos saudáveis são muito melhores que suplementos para a prevenção da gripe, porque através de alimentos conseguimos todo um pacote nutricional. Por exemplo, comer uma laranja é melhor do que tomar vitamina C porque a laranja oferece-lhe um conjunto de nutrientes - magnésio, potássio, folato, vitamina B6 e flavonóides ricos em antioxidantes.

Mesmo sabendo que a vitamina C é importante para um sistema imunitário saudável, os estudos não mostram que tomar doses massivas de vitamina C consegue impedir o vírus da gripe de atuar. Contudo, sabemos também que comer frutas e vegetais ricos em vitamina C ajuda a tornar o sistema imunitário mais forte. O seu sistema imunitário é o que o protege de infecções virais, e os alimentos que comemos têm um impacto muito significativo na sua capacidade de combater vírus como o da gripe. A razão para os frutos e vegetais serem melhores para o sistema imunitário é porque também contêm vitaminas A e E, tal como os flavonóides que trabalham em conjunto com a vitamina C para tornar o sistema imunitário, e todo o corpo, saudável.

- Coma mais frutas e vegetais.

Agora que sabemos que precisamos comer bastantes frutas e legumes para tornar o sistema imunitário forte, o próximo passo é tornar este conceito numa realidade. As pessoas tendem a comer

73

menos frutos e produtos hortícolas no inverno, o que é precisamente o contrário daquilo que deve ser feito. Toda pessoa deve ingerir pelo menos 5 porções de frutos e legumes por dia de modo a obter as vitaminas, minerais, fibras e antioxidantes que necessita - tudo o que precisamos para um sistema imunitário forte e saudável.

Uma das formas mais simples de aumentar a ingestão de fruta e legumes é incorporar sumos naturais na sua dieta. Contudo, nem todos os sumos são adequados. Certifique-se que escolhe sumos com 100% fruta, porque os outros sumos contêm açucares extra e calorias. Para os melhores preços, tome especial atenção à sua mercearia local ou mercado municipal em busca de produtos da temporada. A laranja, por exemplo, é geralmente mais barata no inverno, o que contribui para a prevenção das gripes através dos citrinos.

A Drª Hark assegura que comer frutas e legumes congelados é outra forma económica e conveniente de melhorar os seus hábitos alimentares e prevenir-se das gripes. A oferta de legumes congelados varia desde as ervilhas ou espinafres até exóticas combinações de pratos vegetarianos.

Certifique-se que as frutas e legumes fazem parte de todas as suas refeições. Basta adicionar bagas ou banana fatiada à sua taça de cereais ao pequeno almoço e beber um sumo natural de laranja. Junte uma maçã ao seu almoço e junte fatias de tomate, abacate e alface às suas sandes. Comece o jantar com uma salada ou sopa de vegetais. Habitue-se a manter a fruteira cheia para saciar o apetite entre refeições.

- Mantenha a sua dieta saudável

Enquanto procura manter, ou aumentar a quantidade de fruta e legumes que se ingere, não se esqueça de complementar com outros alimentos saudáveis que o seu sistema imunitário necessita. Uma dieta bem balanceada com carnes magras, peixe, legumes, laticínios magros, cereais e frutos secos fornece ao organismo tudo o que necessita para uma alimentação saudável. E um corpo saudável tende a possuir um sistema imunitário forte.

Fontes proteicas como carnes magras, laticínios, ovos e legumes são especialmente importantes porque fornecem os aminoácidos que o corpo precisa para construir os componentes do sistema imunitário. As carnes magras também contêm ferro e zinco; a deficiência nestes minerais pode causar uma quebra no sistema imunitário.

Claro, evitar comida pouco saudável é muito importante. Mantenha-se afastado de açucares e gorduras, como as gorduras saturadas. A Drª Hark sugere que se prepare com lanches saudáveis de modo a não cair na tentação da fast food.

Uma alimentação saudável e nutrição eficaz é também muito importante para evitar gripes. A Drª Hark afirma que mesmo que fique doente e perca o apetite, precisa alimentar-se o melhor possível e sempre que possa. Tente três refeições diárias por dia, e não se esqueça das frutas e legumes. É fundamental ir buscar a energia que precisa para a recuperação, já que o seu corpo está a esforçar-se ao máximo para melhorar. A Drª Hark também salienta a importância de prevenir a desidratação. Beba muitos fluidos ao longo do dia, preferencialmente água e sumos com 100% fruta.

- O que mais se pode fazer para prevenir as gripes

Uma alimentação saudável é só parte da solução. A Drª Hark tem outros conselhos para ajudar a manter-se saudável:

Lave as mãos

As suas mãos estiveram em contato com germes durante todo o dia. A melhor de livrar-se deles é lavar vigorosamente as mãos. Lave as mãos antes de preparar as refeições, depois de mexer em carnes cruas e antes de servir os alimentos. Certifique-se que toda a gente à mesa segue as mesmas práticas de higiene.

Descanse

Hoje em dia, a maioria das crianças e adultos não dorme o suficiente. Quando o corpo não descansa o suficiente, existem maiores probabilidades de adoecer.

Vacine-se contra a gripe

A Dr.ª Hark diz que independentemente da idade, a vacina contra a gripe é sempre um excelente meio de prevenção. A vacinação adquire uma especial importância para pessoas idosas com problemas respiratórios.

Faça exercício

Existem fortes indicadores que dizem que quem pratica desporto adoece com menor frequência. O exercício é importante durante todo o ano, mesmo durante o inverno. Tenha um plano para manter-se ativo durante o inverno, como vídeos de exercícios, saltar à corda ou praticar natação. Não se esqueça de levar os seus utensílios de treino quando viaja. Praticamente, todos os hotéis possuem ginásios e piscinas cobertas onde poderá praticar um pouco de esporte.

CAPÍTULO XIII
Conheça sobre os nutrientes

Um nutriente é uma substância usada pelo metabolismo de um organismo que pode ser adquirido a partir do meio envolvente. Os organismos não autotróficos adquirem os nutrientes geralmente através da ingestão de alimentos. Os métodos para ingestão de nutrientes variam, com os animais a possuírem um sistema digestivo interno, enquanto que as plantas digerem os nutrientes externamente. Os efeitos dos nutrientes dependem em grande parte da quantidade da dose ingerida.

Os nutrientes orgânicos incluem carboidratos, gorduras, proteínas (ou outros elementos construtores, como os aminoácidos), e vitaminas. Os compostos químicos inorgânicos incluem os minerais ou água. Os nutrientes são essenciais para o perfeito funcionamento do organismo e todos os que não podem ser sintetizados pelo próprio organismo têm de ser obtidos de fontes externas. Os nutrientes necessários em grandes quantidades são denominados por "macro-nutrientes" e os necessários em pequenas quantidades por "micro-nutrientes".

Os macro-nutrientes

Vitaminas
Minerais
Proteínas
Vitamina A
Cálcio
Carboidratos
Vitamina B1
Ferro
Gorduras
Vitamina B2
Fósforo
Gordura Saturada
Vitamina B6
Magnésio
Fibras
Vitamina B12
Potássio

Vitamina C
Sódio
Vitamina E
Zinco
Folatos

Macro-nutrientes

"Macro" significa grande, por isso os macro-nutrientes são os nutrientes mais necessários, conhecidos por proteínas, gorduras e carboidratos e excetuando os alimentos com zero calorias, todos os outros possuem variações em quantidade destes mesmos nutrientes. Apesar da popularidade de algumas dietas, que requerem que se reduza drasticamente a ingestão destes macro-nutrientes, todos eles são de extrema importância para a sua saúde e devem ser incluídos na alimentação diária.

As proteínas são necessárias para a construção dos tecidos do corpo, incluindo dos músculos, órgãos, pele e também as partes do sistema imunitário. O corpo pode usar as proteínas em excesso para converter em energia ou em gordura. Os carboidratos incluem os açúcares, amido e fibras, com os dois primeiros a serem fundamentais para o fornecimento de energia que possibilita o funcionamento do corpo. Os carboidratos em excesso são convertidos em gordura, gordura esta que forma as membranas que envolvem todas as células do corpo, desde o normal funcionamento do cérebro, sistema nervoso ou hormonal. Tal como as proteínas, a gordura extra pode ser utilizada pelo corpo para produzir energia, ou, em casos de sedentarismo, para armazenamento de gorduras.

Micronutrientes

"Micro" significa pequeno, e é por isso que os micronutrientes são todos aqueles que são necessários em quantidades mais pequenas. Estes incluem várias vitaminas, divididas em solúveis em água ou solúveis em gordura, dependendo do meio no qual se dissolvem, e também minerais que devem ser incluídos numa alimentação saudável.

As vitaminas solúveis em água incluem vitamina C e o complexo de vitaminas B, como vitamina B1, vitamina B2, vitamina B6, vitamina B12 ou folatos, com todas elas a possuírem uma variedade de funções essenciais para a saúde. As vitaminas solúveis em gordura incluem a vitamina A, vitamina D, vitamina E e a vitamina K. As vitaminas A e E são absorvidas unicamente através dos alimentos ingeridos, enquanto que as vitaminas D e K podem ser sintetizadas pelo próprio organismo.

Apesar de ser extremamente difícil obter quantidades massivas destas vitaminas através dos alimentos, o corpo pode apresentar níveis de toxicidade e graves problemas de saúde, caso se ingira de uma forma descontrolada suplementos vitamínicos em excesso.

Os minerais incluem Cálcio, Fósforo, Ferro, Magnésio, Potássio, Sódio ou Zinco, entre outros. Os minerais são importantes para a saúde dos dentes, dos ossos, músculos, equilíbrio hídrico do corpo e um conjunto de outras funções para o bom funcionamento do organismo.

Embora uma alimentação saudável e rica em fruta, legumes, frutos secos, vegetais, leguminosas, carne, peixe e produtos lácteos seja uma excelente forma de garantir a ingestão de todos os micronutrientes que precisa, existem algumas pessoas que podem necessitar da ajuda de suplementos dietéticos, como mulheres em risco de osteoporose ou pessoas com doenças de visão relacionadas com a idade. Aconselha-se sempre o uso de suplementos dietéticos de acordo com as instruções da embalagem e sob aconselhamento médico.

CAPÍTULO XIV
Vegetarianismo: os benefícios para a saúde

Conheça a dieta vegetariana

Vegetarianismo A dieta vegetariana não admite o uso de produtos animais (carne, leite e ovos), baseando-se no consumo de cereais, leguminosas, frutas, verduras e oleaginosas. Nem sempre, contudo, existe a preocupação com a origem e o modo de produção dos alimentos (se são convencionais ou orgânicos, por exemplo), mas sim com a restrição dos produtos de origem animal. Pelo risco de ocasionar deficiências no fornecimento de ferro, cálcio e vitaminas B12 e D, uma dieta estritamente baseada em produtos vegetais necessita da orientação de médicos ou nutricionistas. Os adeptos do vegetarianismo não aceitam a matança e o sacrifício animal e acreditam que a dieta baseada em vegetais é mais saudável. Existem, contudo, várias linhas de vegetarianismo. São elas:

OVO-LACTO-VEGETARIANISMO: Além de frutas e verduras, essa dieta é complementada com ovos, leite e seus derivados. A vantagem dessa dieta consiste no maior equilíbrio do ponto de vista nutricional, uma vez que o fornecimento adequado de cereais integrais, leguminosas, ovos e leite suprem as demandas proteicas do organismo.

Do ponto de vista qualitativo, entretanto, o consumo desses produtos não garante, por si só, a isenção de contaminação química ou biológica, visto que na produção agropecuária convencional destes alimentos, utilizam-se agrotóxicos, hormônios e antibióticos sintéticos, além de adubos altamente solúveis.

LACTO-VEGETARIANISMO: Essa dieta se assemelha à descrita anteriormente, com a diferença de que seus adeptos não consomem ovos, pois acreditam que eles representam uma vida em potencial e seu consumo significa a interrupção de um tipo de processo de vida. Entretanto, a grande maioria dos ovos consumidos, hoje em dia, não é galada e é, por essa razão, destituída de energia vital.

CRUDISMO OU CRUDIVORISMO E FRUGIVORISMO: Os adeptos do Crudivorismo utilizam apenas alimentos crus e seus seguidores acreditam que os alimentos devem ser consumidos conforme a natureza os fornece, sem a necessidade de fogo ou sal. Eles entendem que o fogo destrói a energia vital, a parte mais importante dos alimentos naturais.

Os crudivoristas se alimentam de frutas, verduras, raízes, alguns tubérculos e alguns cereais que podem ser ingeridos crus (como triguilho picado, brotos) e aveia.

FRUGIVORISMO: Os frugívoros tem uma dieta à base de frutas cruas ou cozidas.

ALIMENTAÇÃO NATURALISTA OU ORGÂNICA: Nesta dieta prevalece a preocupação com o aspecto qualitativo da alimentação no que diz respeito a não utilização de agrotóxicos, aditivos, hormônios e antibióticos sintéticos. Busca-se também evitar processos como o refino, a conservação química e as irradiações. Do ponto de vista de variedade, esta dieta não é restritiva, apenas propõe o uso equilibrado de alimentos proteicos como carnes e ovos, assim como de sal e gorduras saturadas. Vale lembrar que para uma alimentação seja, de fato, "orgânica", a mesma deve ser preparada a partir de produtos com selo de certificação, o que garante que na origem esses alimentos foram produzidos isentos de contaminação química ou biológica, além de auxiliarem na conservação dos recursos naturais presentes na propriedade, como o solo e a água.

O Vegetarianismo está cada vez mais popular.

Veja alguns dos benefícios de uma dieta vegetariana:

Prevenção do câncer

Dietas vegetarianas possuem menos gordura saturada, mais fibra e são repletas de fitoquímicos, nutrientes que combatem o câncer. Estudos feitos na Inglaterra e na Alemanha mostraram que vegetarianos têm aproximadamente 40% menos chance de desenvolver câncer, comparado às pessoas que consomem carne regularmente. Outro dado interessante é que em países onde o consumo de vegetais é maior, como China e Japão, a quantidade de mulheres com câncer de mama é extremamente menor do que nos países ocidentais. E não se trata de genética: nesses mesmos países, mulheres que seguem uma dieta mais "ocidentalizada" têm oito vezes mais chance de desenvolver câncer de mama.

Redução de peso

Claro, existem exceções, mas eles tendem a ter menos problemas com a balança. Em uma pesquisa feita em Londres que durou cinco anos, foi descoberto que pessoas que consumiram em média 250 gramas de carne por dia ganharam mais peso do que vegetarianos nesse período de pesquisa, mesmo quando esses ingeriram a mesma quantidade de calorias.

Diabetes

A dieta vegetariana se mostrou benéfica para pessoas afetadas tanto por diabetes do tipo I quanto do tipo II. No caso da diabetes tipo II, com alimentação adequada e exercícios físicos regulares, existe até a possibilidade de eliminação da doença. Já na do tipo I, a dieta vegetariana ajuda a reduzir a quantidade de insulina que precisa ser injetada.

Diminuição da pressão sanguínea

Pessoas que não comem carne possuem uma pressão sanguínea menor do que as pessoas que se alimentam dela, pois o fato de não consumir produtos de origem animal diminui a viscosidade do sangue, deixando-o mais fino. Além disso, grande parte dos vegetais e frutas é rica em potássio, o que ajuda a reduzi-la também.

Coração

Carnes vermelhas ou processadas possuem teor alto em gordura saturada, que aumenta o colesterol do tipo LDL (ruim), aumentando assim as chances de problemas cardíacos. Além disso, dietas vegetarianas equilibradas são ricas em fibras, que também ajudam a diminuir o colesterol.

Porém, como todos sabem, existem algumas preocupações quando falamos de dietas vegetarianas:

84

Vitamina B12: encontrada mais comumente em produtos animais, a Vitamina B12 pode ser um problema para vegetarianos, mas que pode ser resolvido com ingestão de leite de soja e cereais fortificados, além de complexos vitamínicos.

Proteína: é importante pesquisar alimentos ricos em proteínas, caso você seja vegetariano. Alguns sintomas de deficiência são metabolismo baixo, fadiga, dores musculares e nas articulações, falta de concentração e imunidade baixa.

Acessibilidade: será este um problema? Não. Isso é coisa do passado. O acesso à alimentação vegetariana cresce a cada dia com restaurantes aparecendo em todos os cantos do país. Além disso, mesmo em alguns tipos de estabelecimentos, não necessariamente vegetarianos, a alimentação vegetariana é predominante; como por exemplo, os indianos, israelenses e libaneses.

CAPÍTULO XV
Batata doce: seus benefícios para a saúde e para o exercício físico

Fala-se e usa-se muito, hoje em dia, a batata doce, em especial, pelos praticantes de atividade física. Vamos entender o motivo.

A batata-doce é um alimento bastante utilizado por frequentadores de academia, com o objetivo de auxiliar na definição e no ganho de massa muscular. Normalmente, é consumida com frango, formando uma dupla perfeita, pois a batata-doce fornece a energia que o corpo precisa durante o exercício e o frango, por ser fonte de aminoácidos essenciais, se torna uma ótima fonte de matéria-prima na construção dos músculos.

Ela é rica em carboidrato de baixo índice glicêmico, ou seja, é absorvida gradativamente pelo organismo disponibilizando açúcar para as células de forma lenta e contínua que, por sua vez, também estimula a queima de ácidos graxos livres presente na circulação sanguínea, tornando-se um alimento interessante para consumir no pré-treino. Por ser rica em fibras, mantém a sensação de saciedade por mais tempo, por isso a batata-doce também pode ajudar no emagrecimento.

Para servir de pré-treino, a batata-doce deve ser ingerida de 1 hora a 1 hora e meia antes do exercício, para dar tempo de o corpo digerir e disponibilizar os nutrientes na corrente sanguínea para as células utilizarem como fonte de energia. O consumo desse tipo carboidratos antes do treino, ajuda a preservar o glicogênio durante a atividade física, mantendo a performance por mais tempo. O glicogênio é o principal estoque de energia do organismo.

Quando o alimento que ingerimos é quebrado em açúcar e absorvido pelo corpo, é usado para reabastecer os estoques de glicogênio (energia) que é armazenado no fígado e nos músculos. Na atividade física, o glicogênio é usado como principal fonte de energia para o músculo, por isso é essencial a reposição desses estoques antes do exercício.

São vários os benefícios da batata-doce para a saúde. Veja os principais nutrientes que ela oferece:

Vitamina A

Ajuda na manutenção das unhas, cabelos e saúde dos olhos, auxilia na formação das células de defesa, mantém os ossos e os dentes saudáveis e está associada com a prevenção de câncer.

Vitamina C

Ao praticar atividade física, o corpo libera radicais livres, responsáveis pelo envelhecimento precoce das células. A vitamina C, por ser um potente antioxidante, consegue neutralizar a ação desses radicais livres e também é fundamental na síntese do colágeno.

Vitaminas do complexo B

São responsáveis pela manutenção do sistema imunológico e formação de células do sangue. Também estão presentes nas células do sistema nervoso, ajudando na transmissão dos impulsos nervosos.

Fósforo

Ajuda a formar e manter ossos e dentes, melhora a disposição corporal e auxilia no metabolismo das proteínas e da glicose.

Fibras

Tem importante função na formação de fezes, tornando-as mais hidratadas e moles, contribuindo para o bom funcionamento do intestino.

Como a batata-doce é um ótimo alimento pré-treino, muitas pessoas abusam desse tubérculo. Mesmo sendo um alimento com várias propriedades nutricionais, ela não supre toda a demanda de nutrientes que o nosso organismo precisa. Manter uma dieta monótona e pobre em nutrientes essenciais com certeza irá prejudicar na hora de fazer exercícios. Precisamos de uma dieta rica em nutrientes, ou seja, uma dieta diversificada, colorida e equilibrada. Por isso é importante usar, além da batata-doce, outros alimentos de baixo índice glicêmico no pré-treino, como mandioca, inhame, arroz integral e farelo de aveia, entre outros. Além de consumir fontes de carboidratos e proteínas, não se esqueça de ingerir frutas, legumes e verduras para oferecer uma quantidade maior de vitaminas e minerais ao organismo.

CAPÍTULO XVI
Cardápio variado saúde equilibrada

Ter uma alimentação monótona pode não ser o ideal para a saúde. Saiba como a variedade na alimentação pode contribuir com o funcionamento do organismo e proporcionar mais disposição.

Você já deve ter ouvido falar que é importante variar a alimentação, certo? Apesar de a rotina corrida tornar mais difícil preparar diferentes alimentos para as refeições, é essencial garantir a oferta de todos os nutrientes essenciais para o bom funcionamento do organismo, como proteínas, vitaminas e minerais.

Muitas pessoas acreditam que comer a mesma refeição todos os dias é o suficiente para o corpo receber tudo o que precisa, mas, a questão é que cada nutriente exerce um papel específico e precisa ser reposto frequentemente. Isto porque nossos órgãos utilizam todos os nutrientes, como carboidratos, proteínas, gorduras, vitaminas, minerais e fibras para funcionar corretamente, e não é possível encontrar todo esse conjunto de nutrientes em apenas um tipo de alimento.

"Comer somente um tipo de alimento ou preparação diariamente, ou quase todos os dias, pode não ser adequado para a saúde", alerta Mauro Fisberg, pediatra nutrólogo e coordenador do Centro de Dificuldades Alimentares do Instituto Pensi – Hospital Infantil Sabará. *"Este comportamento alimentar pode provocar deficiências nutricionais como a falta de determinadas vitaminas, aminoácidos essenciais, sais minerais, gorduras e outros compostos importantes para o organismo. Por isso, diversificar é o segredo"*, esclarece.

De acordo com o médico nutrólogo, uma alimentação adequada é aquela fracionada e variada. *"Realizar lanches entre as principais refeições com pequenas porções e com foco na qualidade dos alimentos consumidos é o ideal. Para os lanches intermediários, é possível optar por frutas, pães integrais com patês ou creme vegetal, mix de castanhas e lanches naturais. Para acompanhar as opções de bebida podem incluir, lácteos, sucos e vitaminas. É importante sempre consumir uma alimentação com todos os nutrientes e grupos de alimentos para assegurar a ingestão de nutrientes variados."*

Para se ter uma ideia, ao longo de um dia, um homem adulto de estatura mediana precisa, em média, de 2000 calorias, considerando apenas a realização de atividades básicas do dia a dia como trabalhar, se deslocar de um lugar ao outro, cozinhar, etc. *"Nós só conseguimos repor os nutrientes utilizados pelo organismo por meio da alimentação correta e, sem fazer a variação adequada no cardápio, o resultado pode ser fadiga, comprometimento do sistema imune, queda de cabelo, unhas fracas, problemas na pele, entre outros sinais"*, explica o professor Mauro Fisberg.

Variar a alimentação é o segredo para ter saúde
A seguir, confira algumas dicas do médico e sua equipe da Nutrociência Assessoria em Nutrologia, para variar o cardápio:

Colorir o prato
Essa é a regra número um. Quanto mais cores a refeição tiver, mais rica ela será em vitaminas, minerais e fibras.

Lista de compras
Procure incluir novos alimentos em sua lista de compras. Uma boa forma de variar a alimentação é escolher novas opções no supermercado, que fujam à rotina alimentar que você possuía até então. Se o carrinho de compras era cheio de carboidrato e quase nada de proteína e vegetais, aproveite para fazer esta inclusão, agora.

Cardápio semanal
Organize as refeições da semana, combinando diferentes alimentos, inclusive inclua alimentos que você não costuma preparar. Por exemplo, o famoso mamão no café da manhã pode combinar com o mel e granola e a banana pode combinar com a aveia em uma vitamina de banana. Essas são ótimas opções para variar a alimentação e torná-la mais saudável e saborosa.

Proteínas

Caso adote a proteína animal em sua alimentação, procure variar os tipos de carnes ao longo da semana. Além das carnes vermelhas, as brancas também podem fazer parte da dieta, inclusive é uma alternativa saudável para ajudar na saúde do coração. Sobre as proteínas vegetais, deve-se dar preferência para as de alta qualidade, como a da soja.

Bebidas

Para o café da manhã, uma ótima opção é variar o tipo de bebida. Vitaminas com frutas ou bebidas batidas à base de soja tornam o cardápio nutritivo e atrativo, já que quebram a rotina do dia a dia.

Insistir é necessário

Se você ou as crianças não gostam de um alimento na primeira vez em que o experimentam, tente mais algumas vezes. É interessante mudar a forma de preparo também, o que ajuda a ter uma percepção diferente da primeira tentativa.

Variar é o segredo

Nenhum alimento é capaz de fornecer sozinho todos os nutrientes necessários. Por isso, é preciso variar a alimentação, a fim de garantir a quantidade ideal de vitaminas e minerais de que o corpo tanto precisa.

Siga uma dieta variada, pratique atividades físicas e não deixe de consultar seu médico e nutricionista. Ele poderá te auxiliar a consumir os alimentos em quantidades adequadas para o seu organismo e de acordo com o seu estilo de vida.

CAPÍTULO XVII
As propriedades do abacate

Nativo da América Central, provavelmente do México, o abacate já era consumido há cerca de 10 mil anos atrás, pelos Maias e Astecas, que já desfrutavam de todos os benefícios que essa fruta tem.

É bem comum ouvirmos falar que o abacate, é rico em gorduras, e isso é verdade. Mas, não há motivo para preocupação, pois as gorduras presentes na fruta são as do tipo insaturadas, principalmente as monoinsaturadas, que são aquelas do bem, que ajudam a nos proteger das doenças cardiovasculares, contribuindo para a redução do LDL (colesterol ruim), e o aumento do HDL (colesterol bom). Outra coisa bacana encontrada no abacate são os chamados fitoesteróis, que se consumida acima de 2g ao dia, diminuem os níveis de colesterol total no sangue.

O abacate é fonte de fibras, que ajudam a controlar as taxas de colesterol e de açúcar no sangue e diminuem o risco de aparecimento de certos tipos de câncer, como o de intestino. É fonte de ácido fólico e vitamina C. O ácido fólico é indicado para todas as mulheres em idade fértil, pois é essencial para a formação de material genético, prevenindo más-formações no feto. A vitamina C tem ação antioxidante que previne a ação dos radicais livres no organismo, retardando o envelhecimento precoce, além do mais, nos protege das infecções e facilita a absorção de ferro pelo organismo. Outros antioxidantes presentes no abacate são os carotenoides, beta caroteno, alfa caroteno, luteína e zeaxantina que podem prevenir certos tipos de câncer, como o de mama, e diminuem o risco de doenças oculares, desde as mais simples, até a catarata e a perda da visão. Também atuam protegendo a pele contra manchas e rugas.

O processo de oxidação das gorduras no sangue é um processo normal do organismo, mas uma dieta rica em gorduras e o sedentarismo podem levar a formação de placas de gordura nas artérias, o que pode resultar no aumento da pressão arterial e/ou ao infarto. Uma substância chamada pró-anticianidinas presente no abacate, diminui a oxidação das gorduras no sangue, prevenindo o risco de entupimento das artérias.

95

O Brasil, juntamente com os Estados Unidos, o México, a República Dominicana e a Colômbia são considerados os maiores produtores de abacate do mundo. A melhor época do ano para a compra do abacate, onde os preços e a fruta estão com melhor qualidade, é de janeiro a junho.

Por aqui, o abacate é consumido e mais conhecido como sobremesa, geralmente elaborado como doces ou in natura. É popularmente servido misturado com açúcar e gotas de limão. Já nos outros países, é mais comum acrescentar o abacate às preparações salgadas, em saladas ou como acompanhamento.

Uma receita mexicana a base de abacate muito conhecida é o guacamole, uma espécie de pasta que é utilizada como acompanhamento de pratos salgados, com nachos. Para o seu preparo, é misturado o abacate bem maduro com tomate, cebola, alho, pimenta e coentro picadinhos.

Consumir uma variedade de frutas faz parte de uma alimentação balanceada e saudável, sendo o ideal, de 3 a 5 porções de frutas diariamente. No caso do abacate, 2 colheres de sopa equivalem a 1 porção. É essa quantidade pelo seu valor calórico, pois 1 porção, possui 80 kcal. Está aí o motivo pelo qual falam que abacate engorda. Os alimentos não têm esse poder; é a forma indisciplinada de alimentar-se que causa o excesso de peso.

Abacate: alto teor de proteínas

O que realmente caracteriza o abacate é o seu rico conteúdo em gordura, 8,8g% no abacate roxo, 15,8g% no abacate Guatemala, de 16 a 18,5g% no abacate comum. Aproximadamente 89% do calor energético do abacate provém desta gordura assim distribuída: 3,7g de gordura saturada, 8,3g de gordura mono-insaturada e 6,5g de gordura poli-insaturada e quantidades ínfimas de colesterol (14mg%). O abacate, em comparação com outra fruta, tem valor energético considerável devido ao seu alto teor de gordura. Aproximadamente 162 calorias por 100 gramas, ou seja, o dobro da manga, duas vezes e meia o valor calórico da maçã ou abacaxi, mais de três vezes e meia o valor calórico da laranja.

O abacate também tem alto conteúdo em proteínas e em sais minerais em relação a outras frutas.

EFEITOS EXÓTICOS DO ABACATE AFRODISÍACO: Acredita o povo que a polpa do abacate tenha poderes afrodisíacos.
No caroço, concentra-se parte da força libidogênica do abacate. O macerado dos caroços preparado com vinho branco, como seu extrato fluido, é considerado como bom afrodisíaco. Do abacate se extrai um azeite muito bom para combater localmente a dor reumática e a dor da gota.

DIURÉTICO: O chá da folha do abacateiro tem a fama de ser diurético e carminativo (que elimina gases intestinais).

AÇÃO INTESTINAL: O caroço tostado e moído bem fino combate a diarréia e a disenteria.

VALORES NUTRICIONAIS:
Porção: 100 g Kcal
162.0 HC: 6.4 PTN: 1.8 LIP: 16.
Colesterol: 0
Fibras: 2

CAPÍTULO XVIII
Alimentos termogênicos

Existem alguns alimentos que aceleram o metabolismo, e assim, aumentam a queima calórica e eles recebem o nome de termogênico. São ótimos para quem busca o emagrecimento, pois dão um empurrãozinho ao organismo. As calorias gastas a mais podem significar pesos a menos na balança.

A seguir, os alimentos que possuem tais propriedades:

– O gengibre pode aumentar o gasto calórico diário em mais de 10%. Pode consumir cru, em salada, em cozidos, em chá ou mesmo em suco.

A porção deve ser de, no mínimo, duas lascas finas por dia. Uma opção bacana é colocar na água a ser consumida durante todo o dia. Coloque de 2 a 4 lascas de gengibre em 1 litro de água e deixe de um dia para o outro, e então, consuma toda a água durante o dia todo. Se quiser, nem precisa esperar tantas horas assim, pode colocar as lascas na água e logo ela já pega sabor, mas, se deixar mais tempo, o sabor será mais forte.

– Ao consumir água, prefira água gelada, pois o corpo gasta mais calorias para aquecer a água até a temperatura normal do corpo (entre 36 e 37°C).

– A canela também funciona como um termogênico, sendo assim, sempre que puder, coloque ela sobre as frutas, no iogurte ou no café.

Canela em pau ou mesmo e pó, tanto faz, ambas vão ser positivas para você quando se pensa em agilizar o metabolismo.

– A pimenta, seja em forma de molho, seca ou in natura, age acelerando bastante o metabolismo; mas, só é válido para quem não tem nenhum problema no estômago ou no intestino.

– A cafeína também é um termogênico, e a encontramos em maior quantidade no café, apesar de estar presente também em outros alimentos, como: no chá verde, no chá mate, no chá vermelho, no chá branco e no chocolate (cacau). Mas não adianta muito ela estar dentro de um alimento ou bebida carregada de açúcar, gordura ou conservantes.

Até mesmo o café pode ajudar no emagrecimento; mas, o ideal é tomar sem açúcar ou mesmo adoçante.

Os mecanismos pelas quais eles agem são diversos: uns atuam no sistema nervoso central, estimulando o estado de alerta e concentração, retardando a fadiga muscular, o que te dá mais energia e disposição para a prática de atividade física. Por isso, muitas vezes, é interessante o consumo de termogênico um pouco antes do exercício. Eles podem atuar também, diretamente nas células de gordura, os chamados adipócitos, potencializando a sua quebra.

Eles podem funcionar como coadjuvante num plano alimentar para emagrecer. Ainda assim, precisa ser consumido com frequência e numa dosagem mínima. E se tiver atividade física incluída no estilo de vida, potencializa os seus efeitos.

Às vezes, é interessante consumir suplementos a base deles para ter algum tipo de efeito positivo. O diferencial desses suplementos é que possuem também, vitaminas e minerais.

Só precisa tomar cuidado com o consumo dos termogênicos em excesso também, pois são estimuladores, e assim, podem desencadear dor de cabeça, tontura, insônia, aumento da pressão arterial e até problemas gastrointestinais. Quem tem problemas no coração, devem ter muito cuidado também no consumo desses.

Por essas e outras, que você deve procurar um nutricionista para montar um plano alimentar de acordo com os seus objetivos, hábitos alimentares e patologias, que vai saber o que é melhor para sua saúde e seu bem-estar. E assim, vai te passar ele na forma de alimento e/ou de suplemento.

CAPÍTULO XIX
43 alimentos de baixo custo e que ajudam a emagrecer

Quando pensamos em dieta para emagrecer, logo nos vem aquela ideia de que se gasta muito para seguir um estilo de vida mais saudável. Alimentos com nomes esquisitos, muitas vezes importados, viram moda e o preço que antes era acessível, dispara. Ledo engano. Uma dieta saudável que irá suprir suas necessidades e ainda fazer você perder peso pode sim, ser mais em conta. Segue algumas dicas de alimentos que fazem parte do dia a dia do brasileiro:

Invista no arroz com feijão

Combinações comuns entre os brasileiros podem nos ajudar a ter uma alimentação equilibrada e eficaz na perda de peso. O próprio arroz com feijão de todo dia, quando consumido na quantidade adequada e de preferência com o arroz na versão integral, é uma combinação super-nutritiva e que garante a saciedade por mais tempo, evitando assim os beliscos durante o dia.

Proteínas acessíveis

Ainda neste raciocínio, as proteínas não podem faltar para quem quer conter a fome por mais tempo. Então deve-se escolher aquelas com menos gordura. Alguns exemplos de proteínas mais magras e baratas:

Lagarto
Músculo
Fígado
Filé de frango
Ovo
Filé de tilápia
Sardinha.

Desta forma, a combinação arroz, feijão, proteína e salada é muito boa para um almoço por exemplo.

Carboidratos integrais e baratos

Uma dieta saudável deve conter carboidratos, proteínas, gorduras de boa qualidade e vegetais em abundância. Os carboidratos devem ser de preferência de baixo índice glicêmico, ou seja, aqueles que contêm mais fibras e não provocam o aumento de glicose no sangue de forma muito brusca.

Alguns deles bem baratos são:

Batata doce

Inhame

Cará

Arroz integral

Pão integral

Aveia

Macarrão integral

Claro que, para quem quer emagrecer, os carboidratos devem ser consumidos em menor quantidade.

Gorduras do bem em menor quantidade

Já em relação às gorduras de boa qualidade, devemos priorizar as insaturadas (poli e monoinsaturadas), isto é, gorduras de alimentos como:

Castanhas e nozes

Azeite de oliva extra virgem

Azeitonas

Abacate

Sementes de girassol

Chia

Linhaça

Peixes como sardinha e cavalinha

Lembrando que a quantidade de gordura na dieta para emagrecer deve ser mínima, pois cada 1 grama de gordura tem 9 kcal. Portanto, pode parecer que alguns destes alimentos, como o azeite de oliva extra virgem, as castanhas e nozes vão encarecer a dieta, mas serão consumidos em menor quantidade.

Vegetais: o segredo da dieta

Os alimentos que realmente garantem uma dieta bem-sucedida são os vegetais: verduras, legumes e frutas. São eles que nos fornecem a maior parte das vitaminas, minerais e fibras.

Vivemos num país tropical, com uma enorme variedade destes alimentos e deveríamos dar preferência aos vegetais da estação. Além de mais baratos, com certeza serão mais saborosos e com mais nutrientes do que aqueles que foram cultivados fora da época e que percorreram longas distancias para chegar até nossas mesas, como os importados por exemplo.

Alguns exemplos dos vegetais mais comuns e baratos são:

Abóbora

Beterraba

Cenoura

Tomate

Pepino

Chuchu

Alface

Escarola

Acelga

Rúcula

Ervas frescas, como salsinha, cebolinha, manjericão, alecrim

Mamão

Melão

Banana

Abacaxi

São muitos. Escolha aqueles que tem mais em sua região e que esteja na época.

Beba água

Outra tática mais em conta para ajudar no processo de emagrecimento, é beber muita água e abandonar os refrigerantes e sucos concentrados ou de pó. Mas, existem algumas pessoas que tem muita dificuldade de beber água pura; então, pode-se acrescentar à essa água algumas rodelas de limão ou laranja, canela em pau, cravo, gengibre, folhas de hortelã ou capim cidreira. Fazer água aromatizada para aumentar a ingesta de água é uma alternativa boa e barata para potencializar a dieta.

Estas dicas foram para desmistificar a ideia de que emagrecer custa caro, mas se você quiser saber qual a melhor dieta e as quantidades ideais para seu organismo, consulte um nutricionista.

CAPÍTULO XX
Castanhas, nozes e amêndoas: confira como consumir as oleaginosas corretamente

Saiba o quanto ingerir, os riscos do excesso, como comprar e os benefícios destes alimentos

As oleaginosas como a castanha-do-pará, as nozes, a castanha de caju e as amêndoas, proporcionam uma série de benefícios para a saúde quando são inseridas na alimentação. Afinal, elas são fontes de gorduras boas, as monoinsaturadas e as poli-insaturadas, que protegem o coração e tem um efeito anti-inflamatório.

Contudo, alguns cuidados são necessários ao ingerir as oleaginosas. Por isso, conversamos com nutricionistas e explicamos como ingerir os alimentos, o quanto comer, quais os problemas do excesso, cuidados na compra, os benefícios e itens que combinam com as oleaginosas.

Como consumir as oleaginosas

A melhor maneira de consumir as oleaginosas é na versão in natura. *"Aquelas sem sal são mais indicadas pelo teor reduzido de sódio, e também porque em geral a tendência é consumir sal além do recomendado proveniente de outros alimentos. Portanto, quanto mais alimentos sem sal consumirmos, melhor para a saúde"*, observa a nutricionista Lia Buschinelli, do Instituto Paulista de Cancerologia.

As oleaginosas podem compor um lanche entre as principais refeições. É possível ingerir somente um tipo ou um mix do alimento. *"Contudo, como a porção deste alimento é relativamente pequena, vale consumir um tipo por dia"*, diz Buschinelli.

Os problemas do excesso

Como as oleaginosas são ricas em gorduras, o consumo em excesso pode levar ao aumento do peso corporal. Além disso, como a castanha-do-pará é rica em selênio, quando consumida em grandes quantidades - mais de dez unidades diariamente por mais de duas semanas - ela pode aumentar a concentração deste mineral e prejudicar a saúde. *"O selênio em excesso no organismo leva a intoxicação e pode aumentar a queda de cabelo, causar unhas quebradiças, fadiga, dermatite e alterações do esmalte dos dentes"*, conta a nutricionista Mariana Catta-Preta, coordenadora de Nutrição do Centro Universitário Celso Lisboa. O excesso da substância

107

também pode levar a alterações no sistema nervoso, causando irritabilidade e mau hálito.

A quantidade máxima de selênio que pode ser ingerida por dia sem causar problemas de saúde é 400 microgramas, o que equivale a quatro castanhas-do-pará. Em crianças o valor que pode ser ingerido é mais baixo e muda de acordo com a idade. De 7 a 12 meses é 60 microgramas, de um a três anos é 90 microgramas, de 4 a 8 anos é 150 microgramas e de nove a treze anos é 280 microgramas.

Não há relato de que o excesso de outras oleaginosas pode causar problemas semelhantes ao da castanha-do-pará, porém, continua importante consumir somente a quantidade diária recomendada.

Quantidades recomendadas

A recomendação é consumir uma porção diária de oleaginosas. A quantidade irá variar de acordo com o tipo. *"Podem ser quatro unidades de nozes, duas unidades de castanha-do-pará, quatro unidades de castanha de caju, quatro unidades de amêndoas, quatro nozes ou quatro unidades de macadâmia"*, afirma Catta-Preta.

Os benefícios das oleaginosas

As oleaginosas são ricas em ácidos graxos monoinsaturados e poli-insaturados. Essas gorduras são importantes porque não atuam na elevação do colesterol ruim, LDL, e contribuírem para melhorar os níveis circulantes do colesterol bom, HDL. A substância também tem um efeito anti-inflamatório que pode evitar problemas cerebrais degenerativos, entre outros.

Outros nutrientes presentes nas oleaginosas também possuem a ação antioxidante. São eles: selênio, vitamina E e zinco.

"Esses nutrientes combatem os radicais livres, responsáveis pelo estresse oxidativo do organismo, contribuindo assim para a prevenção de algumas doenças e do envelhecimento precoce," conta Buschinelli.

Além disso, as oleaginosas são fonte de resveratrol, um fitonutriente com propriedades anti-inflamatórias e atividade anticancerígena. Elas também possuem fibras e proteínas.

Qual oleaginosa é a melhor?

Todas as oleaginosas são benéficas para a saúde. *"Elas possuem nutrientes semelhantes, como proteínas, fibras e gorduras mono e poli-insaturadas. A castanha do Pará destaca-se pelo teor de selênio, um potente antioxidante",* conta Buschinelli. É importante ressaltar que este alimento não deve ser consumido em excesso.

Cuidados na compra

Ao comprar as oleaginosas, o melhor é adquirir aquelas que já vêm embaladas de fábrica ou torrar as oleaginosas compradas a granel antes de consumi-las. *"Quando a oleaginosa é vendida a granel aumenta o risco de contaminação, pois várias pessoas manipulam e nem sempre se tem o controle de validade e a exposição ao ambiente também é maior",* observa Buschinelli.

Além disso, a umidade no local onde a oleaginosa é armazenada pode aumentar o risco da proliferação de fungos nas oleaginosas, como o Aspergillus flavus e Aspergillus parasiticus, que produzem uma substância tóxica chamada aflatoxina.

Se você não encontrar alternativa, além da venda a granel, prefira comprar em locais em que a rotatividade do produto é alta, ou se informar o dia da semana em que o produto novo é entregue, para fazer sua compra nesse dia.

Boas combinações

As oleaginosas, especialmente a versão sem sal, são versáteis e podem ser combinadas com diferentes alimentos. Este alimento pode ser consumido com cereais, frutas e lacticínios. *"Elas também podem ser ingeridas junto com vitaminas, como complemento de saladas e pratos quentes, como o frango xadrez que leva a castanha de caju ou amendoim, o arroz com amêndoas e as massas recheadas com nozes, e ainda podem ser incluídas em pães e bolos",* constata Buschinelli.

CAPÍTULO XXI
Alimentos sem lactose: conheça os mitos e verdades

Para os intolerantes à proteína do leite, a única saída é recorrer aos alimentos sem lactose. Confira as verdades e os mitos e prepare seu cardápio.

Para os intolerantes à proteína do leite, a única saída é recorrer aos alimentos sem lactose. No entanto, nem todo produto lácteo provoca a intolerância. Existem diversas variedades de queijos e leites, por exemplo, que podem ser consumidos por pessoas cujo organismo não aceita a substância.

São diversas as dúvidas quanto aos alimentos que podem ou não ser consumidos pelos intolerantes. Pode comer produto com baixa lactose? E o leite de coco e de cabra? Existe alguma doença que se desenvolve para quem não consome lactose? Descubra alguns mitos e verdades sobre alimentação livre de lactose.

Há cada vez mais oferta de alimentos para intolerantes à lactose.

Todos podem comer alimentos sem lactose.

Cerca de 70% dos brasileiros possuem algum tipo de intolerância aos produtos derivados do leite, de acordo com pesquisadores da Universidade Federal de São Paulo. No entanto, apenas poucos demonstram os sintomas desde a infância. A maioria dos intolerantes desenvolve uma manifestação tardia, sendo que apenas 10 a 15% apresentam os sintomas mais graves.

Os alimentos sem lactose, no entanto, são para todos. Intolerantes ou pessoas que não apresentam o problema podem consumir os produtos livres de proteína do leite. Por isso, é importante conhecer algumas curiosidades sobre eles.

VERDADE: Nem todo alimento lácteo tem lactose.

Os alimentos à base de leite podem ser produzidos sem lactose, através de processos que retiram a proteína do leite. No entanto, todos os leites de origem animal possuem a lactose em sua composição, inclusive o materno. É na fabricação industrial que o composto é removido. Verifique sempre os rótulos.

VERDADE: Leite de coco está liberado.

Por não ser originário de animais, o leite de coco é seguro para os intolerantes. Da mesma forma, outros leites de origem vegetal podem ser consumidos, como o de arroz e o de soja.

MITO: Lactose não causa alergia respiratória infantil.

Alergia a lactose não existe. Os alimentos sem lactose garantem que não haja intolerância ou reações alérgicas por serem livres da proteína do leite, a verdadeira causadora da alergia. Apesar de relacionadas, a lactose e a proteína são substâncias diferentes.

Dieta sem lactose pode exigir suplementação

Uma pesquisa da Universidade do Tennessee, nos Estados Unidos, descobriu que o cálcio é fundamental para manutenção do peso e controle da pressão arterial. No entanto, os alimentos sem lactose não estão livres apenas desta substância, mas também do cálcio.

Por isso, muitas pessoas com intolerância à proteína do leite precisam adequar sua com a suplementação de cálcio. Iogurtes e leites de soja costumam ser a opção mais adequada, mas também existem outros alimentos sem lactose, de origem vegetal, que podem ajudar, como brócolis e espinafre.

MITO: Iogurtes com baixo teor de lactose são recomendáveis para intolerantes.

Nos iogurtes com redução de lactose, o nível da substância continua sendo perigoso para quem é intolerante. O ideal é conhecer bem as quantidades adequadas para cada organismo e dar preferência aos produtos zero lactose. Se tiver intolerância, escolha o iogurte à base de soja.

MITO: Nenhum alimento lácteo pode ser consumido por quem tem intolerância.

Cada pessoa possui um nível de intolerância diferente. Por isso, apenas o médico pode determinar a quantidade de proteína do leite que é possível ingerir em cada caso. Como os sintomas variam entre os intolerantes, uma parte deles pode consumir alimentos lácteos com baixo teor de lactose, como queijos, manteiga e iogurtes.

CAPÍTULO XXII
Verdade ou mito: Os alimentos perdem nutrientes ao serem aquecidos no micro-ondas?

Basta uma busca rápida na internet para encontrar sites e blogs que garantem que o uso do micro-ondas faz mal à saúde e resulta na perda de vitaminas e nutrientes dos alimentos. Mas essa ideia de que o micro-ondas é pior do que outras formas de cozinhar não tem base científica, explica o programa da BBC Trust Me, I'm a Doctor (em tradução livre, confie em mim, sou médico).

O micro-ondas cozinha os alimentos usando ondas de energia semelhantes às de rádio, porém mais curtas. Seletivas, essas ondas afetam, sobretudo, a água e outras moléculas assimétricas eletricamente: carregadas positivamente em um extremo e negativamente no outro.

Alimentos no micro-ondas

As micro-ondas fazem com que essas moléculas vibrem e gerem calor, que rapidamente se estende às moléculas próximas para esquentar e cozinhar a comida. Esse processo pode afetar as vitaminas e nutrientes dos alimentos, mas essas mudanças não são exclusivas do micro-ondas, e sim resultado do processo de aquecimento.

Quando se esquenta a comida, algumas vitaminas - como a C - se decompõem, explica a Universidade de Harvard, nos Estados Unidos, em seu site sobre medicina e saúde. Mas isso acontece independentemente se o alimento é esquentado em forno convencional, no fogão ou no micro-ondas.

As proteínas também se "desnaturalizam" (ou seja, se decompõe e às vezes perdem suas propriedades) quando são esquentadas, por qualquer meio. Mas como os tempos de preparo são mais curtos, cozinhar com micro-ondas de fato ajuda a preservar a vitamina C e outros nutrientes.

Cozinhar com água

Os nutrientes dos alimentos também se perdem quando a comida é cozida com água. Diversos estudos científicos concluíram que ao ferver as verduras, boa parte de seus nutrientes se solta na água.

A vitamina C e muitas das vitaminas B, como a B6 e a B12, são mais vulneráveis porque são solúveis em água. E normalmente essa água não é aproveitada, mas descartada - o que faz com que os nutrientes também se percam. A perda de nutrientes durante a fervura é maior do que em outras técnicas, como o micro-ondas, a fritura ou o vapor.

Então a melhor forma de reter as vitaminas e os nutrientes dos alimentos ao cozinhá-los é usar tempos curtos, que limitem a exposição ao calor, e um método de cozinhar que use menos líquido.

Um artigo publicado em 2009 no Journal of Food Science concluiu, por exemplo, que o micro-ondas mantém melhor os níveis de antioxidantes de alimentos como feijão, aspargos e cebola do que a fervura, o cozimento na panela de pressão ou o forno.

Mas, se o que mais lhe preocupa é manter o valor nutritivo dos alimentos, o melhor é cozinhar no vapor. Além disso, há outros passos que você pode fazer para conservar ao máximo o valor nutritivo dos alimentos.

Conselhos úteis para impedir a perda de nutrientes ao cozinhar

- Descascar e cortar o alimento logo antes de preparar ou consumir;
- Lavar de forma rápida antes de cozinhar;
- Empregar formas de cozimento em que a água e o alimento entrem em contato o mínimo possível;
- Esperar que a água ferva completamente para submergir o alimento, já que isso reduzirá o tempo de cozimento necessário;
- Cozinhar hortaliças *al dente* e esfriá-las após cozinhar, para preservar suas vitaminas;
- Aproveitar a água das verduras cozidas para fazer outros alimentos, como sopas;
- Evitar armazenar frutas e hortaliças por muito tempo na geladeira;
- Acrescentar vinagre ou suco de limão, que contribuem para a conservação das vitaminas e absorção de alguns minerais, como o ferro.

Fonte: Fundação Espanhola de Dentistas e Nutricionistas e Associação para a Promoção do Consumo de Frutas e Hortaliças "5 al dia", da Espanha

CAPÍTULO XXIII
Faz mal comer ovo todos os dias?

É fácil de cozinhar, tem proteína e é saboroso.

O ovo é um fiel companheiro do café e do pão no café da manhã em muitos países.

Seus altos índices de proteínas e vitaminas A, D e B12 fazem dele um alimento cheio de nutrientes que costuma ser recomendado por especialistas.

Por outro lado, um de seus principais componentes é a gordura, relacionada ao aumento do colesterol no sangue, o que pode levar a problemas cardíacos.

Portanto, eis a pergunta: é saudável comer ovos todos os dias?

Resposta: sim.

A maioria das pessoas saudáveis pode comer até sete ovos por semana sem que isso aumente o risco de incidência de doenças do coração, escreve o cardiologista Francisco López-Jimenez na página de internet da Clínica Mayo, dos Estados Unidos.

Diversos estudos mostraram que o consumo de um ovo por dia pode até prevenir alguns tipos de infarto, segundo o especialista.

Um estudo de 1999 da Universidade de Harvard, que analisou 115 mil pessoas durante uma década, concluiu que comer um ovo diariamente não levaria a um aumento do colesterol no sangue.

Alguns acreditam que o ovo pode ser a principal fonte de gordura de uma refeição, mas na realidade deveríamos nos preocupar mais com as gorduras saturadas.

Essa advertência foi feita pelo sistema público de saúde da Grã-Bretanha (NHS), que recomenda reduzir o consumo de alimentos como salsicha, presunto, manteiga e óleo - que têm um efeito maior sobre a quantidade de colesterol no sangue do que os ovos.

"Para aqueles que já têm altos índices de colesterol no sangue, o melhor é limitar o consumo de ovos a dois ou três por semana", disse à BBC Mundo a nutricionista Margaret Brown, da clínica Mayo.

Qual é a forma mais saudável de comer ovos?

Já que sabemos que comer um ovo de galinha por dia pode ser considerado benéfico para a saúde - então podemos começar a saborear diariamente um ovo frito com sal, certo?

118

Não é bem assim. Os diferentes preparos do alimento também transformam o seu impacto para a saúde.

Os ovos pochê são os mais recomendados pelos médicos. Há diferentes formas de cozinhá-los. Uma delas é cozinhá-los sem casca em água muito quente, mas não fervente. O tempo de cozimento não deve exceder quatro minutos.

Mas se seus dotes culinários não estão à altura desta técnica, cozinhar os ovos é a segunda alternativa recomendada, pois desse modo, a gema preserva a maioria de seus nutrientes.

Ovos fritos ou mexidos são as maneiras menos recomendadas de consumi-los. Isso porque nessas formas de preparo as gorduras naturais são oxidadas, afirmou à BBC Mundo a especialista em nutrição integrativa Rebecca Eisenmann.

Além disso, fritá-los em óleo aumenta a quantidade de gordura em 50%, segundo o NHS.

Se ainda assim sua preferência são ovos fritos, a nutricionista Margaret Brown recomenda que você adicione à panela o mínimo possível de gordura. Algumas formas de fazer isso são usar óleo de canola ou óleo vegetal em spray.

Que tipo de ovos comprar?

Com a nova moda de comer produtos orgânicos, é válido perguntar se é melhor consumir ovos de galinhas criadas em pequenas granjas ou produzidos de forma industrial.

A opção orgânica é boa, mas tudo depende do orçamento do consumidor, segundo Brown.

"O principal é que o produtor mantenha os ovos livres de germes nos processos de lavagem, embalagem e transporte", disse.

Para Eisenmann, porém, a gema é de melhor qualidade se o animal tiver se alimentado com nutrientes encontrados em área para pasto e tenha ficado em contato com o sol - procedimentos característicos de pequenas granjas.

119

A clara alimenta da mesma forma que a gema?

A gema concentra a maior quantidade de proteína dos ovos. Mas duas claras contêm quase a mesma quantidade de proteínas de um ovo inteiro, de acordo com Margaret Brown.

"Se você quer limitar seu consumo de colesterol, uma boa alternativa é preparar um omelete de claras", disse ela.

Porém, na clara há uma proteína que pode causar alergias alimentares. Por isso, não é bom abusar do consumo delas.

Os especialistas consultados concordam que apesar do ovo ser uma das mais valiosas fontes de proteína animal, seu consumo deverá ser ajustado às necessidades da dieta de cada pessoa.

CAPÍTULO XXIV
Desnutrição deixa a pessoa mais suscetível à cárie e gengivite

Com o organismo fragilizado, doenças bucais causadas por bactérias, vírus e fungos podem fazer a festa na boca de quem se alimenta mal

Apesar de já estarmos no século XXI, a desnutrição ainda é um grande problema mundial, pois reduz a produção de anticorpos e outras substâncias de defesa fazendo o organismo diminuir a resistência à infecção. E esse efeito serve para todas as partes do corpo, inclusive a boca. Uma pessoa desnutrida pode apresentar atraso no nascimento dental, má formação estrutural no esmalte e alterações na saliva, ficando ainda mais suscetível à problemas gengivais e cárie.

Os nutrientes necessários para um sorriso bonito e saudável são o cálcio, fosfato, as vitaminas A, C, D e o balanço protéico-energético

Os nutrientes necessários para um sorriso bonito e saudável são o cálcio, fosfato, as vitaminas A, C, D e o balanço protéico-energético

Para começarmos a entender tudo isso é importante saber que quando uma pessoa está desnutrida, supõe-se que a dieta dele é basicamente composta por carboidratos (bolacha, pão, arroz e batata), um ingrediente perigoso para a saúde bucal. *"Se pensarmos na prevenção das cáries, temos que reduzir a frequência e quantidade de ingestão de alimentos cariogênicos, acima de tudo, de carboidratos refinados, ou seja, açúcares e doces"*, diz Tátila Lima Oliveira, nutricionista e doutoranda no programa Saúde da Criança e do Adolescente da Unicamp.

Além disso, esse enfraquecimento do organismo acaba impedindo a resposta correta do organismo a infecções microbianas, incluindo infecções bacterianas que causam periodontite e outros problemas bucais, deixando a boca totalmente vulnerável a esses micro-organismos.

"A desnutrição aumenta a frequência, a intensidade e a duração das infecções, formando um ciclo vicioso que agrava a saúde do indivíduo. As infecções repetidas deixam o organismo ainda mais debilitado e suscetível a outras infecções, estas aumentam a necessidade nutricional do indivíduo e seu gasto de energia que se não forem supridas com alimentação o deixa ainda mais desnutrido e assim por diante", diz a nutricionista.

Com a resistência fraca e o caminho livre para as bactérias, fungos e vírus, até doenças como herpes e candidíase se tornam mais comuns em pessoas desnutridas.

Dentes e os nutrientes

Uma boa nutrição é importante para todos os sistemas do nosso corpo, e com a saúde da boca não é diferente. Os nutrientes necessários para um sorriso bonito e saudável são o cálcio, fosfato, as vitaminas A, C, D e o balanço protéico-energético.

"A vitamina A é responsável pela manutenção da integridade dos tecidos da boca. A vitamina D interfere diretamente na calcificação dentária. A vitamina C é essencial para a função e manutenção da substância intercelular e do colágeno. O fósforo dá maior solidez à estrutura dentária e os lipídios e carboidratos garantem a energia necessária para formação dental. A restrição desses componentes pode levar ao aparecimento de falhas no esmalte dental", diz a nutricionista.

Segundo alguns estudos, as deficiências nutricionais no período de formação dentária causam defeitos na estrutura do dente, podendo alterar sua forma e modificar a quantidade e a qualidade da saliva, deixando toda a área mais suscetível à formação da cárie dentária.

Dieta equilibrada

Por isso, é extremamente importante ter uma alimentação equilibrada para manter o organismo forte e os dentes protegidos que problemas bucais. Mas, o que não pode faltar na minha dieta? Tátila responde:

"Leite, queijos e vegetais verdes são fontes de cálcio. Carne, peixes e ovos são ricos em fósforo. Ativamos nossa produção de vitamina D ao expor a pele no sol e comendo cogumelos e gema de ovo. Fígado e frutos alaranjados são ricos em vitamina A e a C é encontrada em frutas cítricas, caju, goiaba, morango, acerola, mamão, brócolis, repolho, couve, etc. Em síntese, quanto mais colorida for esta alimentação maior a chance de uma oferta variada de nutrientes", diz Tátila.

123

CAPÍTULO XXV
5 sinais de que você talvez não esteja consumindo proteínas suficientes

Você chega em casa depois do trabalho extremamente cansado? A dor nos músculos é constante e não vai embora? Você perde cabelo na mesma velocidade com a qual ganha rugas?

Dores musculares podem estar diretamente relacionadas à falta de ingestão de proteína.

Se algum desses sinais lhe soa familiar, você vai se surpreender ao saber que pode estar relacionado à ingestão de proteína (pobre).

"O mais comum é que as pessoas consumam proteínas em excesso", diz Aisling Pigott, porta-voz da Associação de Nutricionistas do Reino Unido, à BBC Mundo, o serviço em espanhol da BBC. *"Mas as dietas muito baixas em calorias ou mal equilibradas podem levar a um déficit proteico"*, acrescenta Pigott.

Proteínas desempenham um papel fundamental em nosso organismo. Nossos músculos, cartilagens, ligamentos, pele, cabelo e unhas são compostos basicamente de proteína, constituída a partir de cadeias de aminoácidos. Moléculas menores de proteína são talvez menos conhecidas, mas vitais para o funcionamento do corpo.

Entre as proteínas mais famosas, por exemplo, estão hemoglobina, anticorpos, certos hormônios (como a insulina) e enzimas.

Tudo isso faz com que o uso dessas cadeias de aminoácidos não apenas seja vital para o aporte de energia, mas também para a reparação de tecidos, a oxigenação do corpo e o sistema imunológico.

Se nosso corpo não recebe a quantidade de proteína de que precisa, começará a lançar sinais de alerta.

Confira alguns deles:

1. *Fadiga*

A fadiga excessiva ou crônica é o primeiro sinal de falta de proteína. Dado que a deficiência desse composto é derivada diretamente de uma dieta pobre em calorias, o organismo não conta com energia suficiente para cumprir tarefas rotineiras.

"Há um mínimo necessário de proteínas que devemos consumir todos os dias para o corpo funcionar corretamente", diz à BBC Mundo a nutricionista Elizabeth González, porta-voz da Associação de Nutricionistas de Madri, na Espanha.

125

Recomenda-se comer entre 0,7 e 0,8 gramas de proteína por quilo de peso. Por isso, um homem de 80 quilos deveria consumir 64 gramas de proteína por dia.

Em média, homens devem consumir 55 gramas, e mulheres, 45 gramas, todos os dias. "Mas depende da atividade física da pessoa ou se ela está em fase de crescimento. A quantidade necessária de proteína pode ser maior", afirma Aisling.

2. *Fraqueza de cabelo e pele*

Um segundo alerta sobre a falta de proteína no corpo é queda ou enfraquecimento do cabelo. As proteínas mantêm o cabelo saudável e em fase de crescimento. Isso porque o cabelo - e os folículos que os sustentam - são feitos de proteína e a falta dessas moléculas os enfraquece.

Anticorpos são estruturas formadas por proteínas; dietas com baixo teor proteico aumentam vulnerabilidade a doenças.

Essa é uma das razões pelas quais os cabelos de pessoas que fazem dietas com baixo teor proteico tendem a crescer mais lentamente. E, em casos extremos, pode ocorrer queda dos fios.

Assim como o cabelo, as unhas e a pele também dependem das proteínas para se regenerar. A pele é composta por três tipos de proteínas: colágeno, elastina e queratina. "*Níveis baixos dessas proteínas causam rugas e deixam a pele mais fina*", explica em seu site a Clínica Cleveland, nos Estados Unidos.

3. *Perda de massa muscular*

Um terceiro sintoma está relacionado aos músculos. A insuficiência de proteína reduz a massa muscular, impedindo-nos de realizar atividades físicas.

Estes distúrbios musculares, em um nível muito avançado, podem causar câimbras irritantes. "*Esse tipo de proteína que também comemos parece desempenhar um papel central em evitar a perda muscular*", diz a nutricionista Jennifer K. Nelson, no site da Clínica Mayo.

Isto é importante, por exemplo, no caso de pessoas idosas, que tendem a perder massa muscular com o avanço da idade.

Cansaço extremo pode ser decorrente de falta de proteína.

As proteínas que comemos têm vários tipos de aminoácidos. *"Estudos mostram que o aminoácido leucina preserva a massa muscular"*, afirma Jennifer. A leucina é mais encontrada em alimentos de origem animal, como carne bovina, cordeiro, carne de porco, frango, peixe, ovos ou laticínios. Também é encontrada na soja e, em menor grau, em outros grãos, nozes e sementes.

4. *Doente com frequência*

Um quarto alerta importante sobre a falta de proteína é a frequência com que ficamos doentes. *"É impossível para o sistema imunológico funcionar sem proteínas. Até porque os anticorpos são estruturas formadas por proteínas"*, diz Elizabeth à BBC Mundo.

De fato, uma das principais funções das proteínas é apoiar o sistema imunológico. Neste sentido, uma dieta pobre em proteínas nos expõe mais facilmente a infecções e resfriados.

Envelhecimento precoce também pode estar relacionado à baixa ingestão de proteína.

5. *Os gases e prisão de ventre*

E, finalmente, a falta de proteínas também está associada a problemas digestivos, como gás e constipação. Para uma boa digestão, os aminoácidos são fundamentais e seus níveis são diretamente proporcionais à nossa ingestão de proteínas.

As proteínas são, em grande parte, associadas ao consumo de alimentos de origem animal, como carne, leite, queijo, ovos ou peixe. No entanto, há várias alternativas aos adeptos da dieta vegetariana ou vegana.

Lentilhas, soja, grão de bico, amêndoas, amendoins ou ervilhas são apenas alguns dos alimentos fáceis de serem obtidos e cujos preços são quase sempre acessíveis. Quinoa e soja são dois grãos, por exemplo, que contêm todos os aminoácidos essenciais.

CAPÍTULO XXVI
Chocolate ajudar a proteger a visão

Especialista afirma que só é benéfico o tipo amargo com pelo menos 60% de cacau

Lojas abarrotadas de chocolates nesta época do ano funcionam como um convite para romper dietas restritivas. Segundo o oftalmologista, Leôncio Queiroz Neto, do Instituto Penido Burnier a boa notícia é que a iguaria protege a visão de doenças graves que surgem na terceira idade. Mas o consumo deve ser moderado - 70 gramas/dia que equivalem a quatro quadradinhos e naturalmente não precisa se restringir ao período da Páscoa.

O oftalmologista afirma que só faz bem à visão se for do tipo amargo com pelo menos 60% de cacau. Isso porque, explica, o cacau é rico em polifenóis que mantêm a flexibilidade das artérias e melhoram toda a circulação, inclusive da retina. O resultado é a diminuição do risco de DMRI (degeneração macular relacionada à idade) e das doenças cardiovasculares. Hoje a DMRI atinge 3 milhões de brasileiros com mais de 65 anos e é apontada pela OMS (Organização Mundial da Saúde) como a maior causa global de cegueira irreversível.

O especialista ressalta que o sinal de alerta é enxergar tortuosidade em linhas retas. Por isso, para maiores de 65 anos recomenda fazer um teste simples, fixando um olho e depois o outro em uma moldura de porta. Caso enxergue o contorno sinuoso deve procurar um oftalmologista imediatamente. A perda da visão decorrente da degeneração macular, explica, é causada em 90% dos casos pelo rompimento de neovasos que se formam na retina. A aplicação de laser para secar estes neovasos e de injeções intravítreas pelo oftalmologista podem impedir a cegueira.

Prevenção da catarata

O especialista afirma que o cacau também é rico em flavonoides, um potente antioxidante que combate a formação de radicais livres e adia a formação da catarata, opacificação do cristalino que apesar de ser tratável responde por quase metade da cegueira no Brasil. O nosso organismo, comenta, produz radicais livres o tempo todo. Por isso não tem como evitar a catarata. Mas se utilizarmos um mecanismo que os elimine, evitamos a degeneração precoce das células. Quando a catarata se forma não existe medicamento que devolva a transparência à lente do olho. O único tratamento é a cirurgia em que é substituída por uma lente intraocular para evitar a perda da visão.

Menor resistência à insulina

Queiroz Neto ressalta que o resultado de um estudo italiano realizado na Universidade de L'Aquilia com portadores de diabetes do tipo 2, demonstrou que o consumo de uma barra de chocolate amargo/dia diminuiu em quase 30% a resistência à insulina desenvolvida pelas células de quem tem a doença. Significa que o alimento também evita a retinopatia diabética em pessoas que já convive com o diabetes tipo 2 há mais de 10 anos. O sinal da retinopatia é a formação de manchas na visão. Isso acontece devido ao acúmulo de glicemia na corrente sanguínea que obstrui os vasos retinianos e leva à formação de neovasos. O tratamento é similar ao da degeneração macular - aplicação de laser e injeções anti-angiogênicas.

O especialista destaca que as diferenças genéticas, de metabolismo, capacidade de absorção e outros fatores faz com que as pessoas reajam de forma diferente a um mesmo alimento. Ainda assim, conclui, a comprovação das propriedades do cacau sugere que o chocolate pode funcionar como um aliado da boa visão.

CAPÍTULO XXVII
Os benefícios do peixe

Um dos principais benefícios é o ácido graxo do ômega 3 que auxilia na diminuição de triglicerídeos e colesterol ruim.

É comum muitas pessoas aderirem à tradição da sexta-feira santa e optarem por um cardápio sem carnes ou dando preferência ao peixe para as tradicionais refeições de Páscoa. A carne de peixe é muito nutritiva e de acordo com a nutricionista do Hospital e Maternidade São Cristóvão, Cintya Bassi, os peixes são fontes de proteínas de boa qualidade, gorduras poli-insaturadas, como o ômega 3, além de zinco, fósforo, selênio, iodo e cálcio, além de conterem baixo valor calórico.

Um dos principais benefícios é o ácido graxo do ômega 3, que auxilia na diminuição de triglicerídeos e colesterol ruim, ideal para pacientes cardíacos e com veias obstruídas. *"No entanto, é importante ressaltar que nem todos os peixes têm grandes quantidades desse nutriente. Os que mais apresentam o ácido graxo são a sardinha, truta, arenque e salmão"*, explica a profissional do São Cristóvão.

A forma de preparo do alimento também pode influenciar na conservação dos nutrientes. *"Evite fritar o peixe para não acumular gordura. O ideal é cozinhá-lo, assá-lo ou grelhá-lo, pois de tal forma há menos perda dos elementos nutritivos"*, comenta Cintya.

Embora não haja contraindicações para o consumo de peixe, não se pode esquecer que é um produto altamente perecível, por isso, no momento da escolha na feira ou no mercado, é necessário total atenção. *"Observe o cheiro e as brânquias que devem estar rosadas ou avermelhadas, além de úmidas. Se estiver acinzentada e seca o peixe não está mais fresco. A escama também deve estar brilhante e firme, pois se soltar facilmente significa que está envelhecido. A pele não pode estar opaca e os olhos devem também estar brilhantes"*, aconselha a nutricionista. *"Se escolhido de maneira correta e preparado de forma saudável, o peixe é um alimento que deve estar presente na mesa durante o ano todo"*, finaliza.

Dicas para a escolha do peixe na feira ou mercado:
- Fique atento ao odor. Se o cheiro for muito forte é sinal de que o processo de decomposição já se iniciou;

- As brânquias devem estar rosadas ou avermelhadas e úmidas;
- A escama deve estar brilhante e firme;
- A pele não pode estar opaca;
- Os olhos devem estar brilhantes.

CAPÍTULO XXVIII
Chia, a semente que elimina a gordura maléfica

A chia é uma semente originária do México, riquíssima em ômega 3, o que a torna um bom aliado protetor do coração e do cérebro. O ômega 3 tem ação benéfica em problemas cardiovasculares, estados depressivos, inflamação, doenças auto-imunes, diabetes mellitus, triglicerídeos, osteoporose, entre outros.

E como são isentas de glúten, é uma excelente opção também para celíacos.

COMPOSIÇÃO

As sementes de chia são ricas em antioxidantes, cálcio, ferro, fósforo, selênio, potássio e magnésio. São ainda uma boa fonte de proteínas, apresentando todos os aminoácidos essenciais, e de fibras solúveis e insolúveis.

Análise nutricional (por 100g):
Energia: 2471 KJ / 595 Kcal
Proteínas: 16g
Hidratos de carbono: 44g
Lipídeos: 31g

Ela possui:
8 vezes mais ômega 3 do que o salmão;
12 vezes o próprio peso: é o que ela absorve de água;
3 vezes mais ferro do que o espinafre;
6 vezes mais cálcio do que o leite integral;
15 vezes mais magnésio do que o brócolis;
2 vezes mais potássio do que a banana.

BENEFÍCIOS:

Saciedade: possuem sementes mucilaginosas, ou seja, ricas em fibras que formam um gel pectinoso incolor ao entrarem em contato com a água, tornando a digestão torna-se mais lenta e causando saciedade.

Reduz colesterol: devido à ação das fibras sobre o colesterol exógeno (da dieta).

135

Combate a inflamação: a gordura excessiva causa um processo inflamatório no organismo, onde agem liberando citocinas inflamatórias agravando ainda mais a inflamação, com isso o organismo deixa de enviar mensagens de saciedade ao cérebro. A partir daí o indivíduo começa a apresentar uma fome descontrolada. O ômega 3, que está presente na chia, na linhaça e no óleo de peixe combate essa inflamação, auxiliando na perda de peso.

Auxilia na formação óssea: devido à presença de cálcio.

Auxilia na imunidade: devido a presença de vitaminas e ômega 3.

Desintoxica: a fibra auxilia na regulação do trânsito intestinal, eliminando as toxinas por meio das fezes.

Controla a glicemia: devido a fibra e a ação do ômega 3 sobre a resistência insulínica.

Auxilia no controle da azia: Ajuda a absorver o excesso de ácido. Para isso é necessário consumir 1 colher de chá de sementes de chia dissolvidas durante alguns minutos num pouco de água.

Auxilia no controle da pressão arterial: devido a sua composição de minerais.

COMO CONSUMIR

Para consumir as sementes, basta misturá-las, inteiras ou moídas, em iogurtes, saladas, batidos, sopa, pratos de massa ou água.
Moídas podem substituir uma quantidade da farinha em receitas de pão, biscoitos ou bolos.
Pode ainda misturar uma colher de sopa de sementes a 250 ml de água (aumentam cerca de 9 vezes o seu volume), deixar repousar uns minutos e beber simples, misturado com sumo de limão ou com batidos de frutas.

Pode também usar as sementes dissolvidas em água em algumas receitas como substituto do ovo.

As sementes de chia, ao contrário das de linhaça, não precisam ser cozidas ou moídas para se usufruir dos seus nutrientes, pois são facilmente digeridas.

CAPÍTULO XXIX
30 dicas contra a ansiedade alimentar

1. A finalidade não é "deixar de sentir ansiedade", mas aprender a lidar com ela.

2. Fazer "regime" é grande fonte de ansiedade. "Regime" está ligado à punição, privação, frustração. É "tudo ou nada", ou a gente faz e "não come" ou não faz e devora o que vem na frente. Troque o "regime" por uma orientação nutricional personalizada, equilibrada. Quem faz regime quer resultados para ontem...

3. Não tente abreviar o processo bancando a "faquir", pulando refeições ou jejuando para "ir mais rápido". Além de não adiantar, sua ansiedade será aumentada e você irá direto para o prato. Não fique sem comer por mais de 3 ou 4 horas. Favorece os "ataques" de comer.

4. É normal sentir ansiedade diante de situações novas e não previstas. Planeje, dentro do seu estilo de vida, horários aproximados e constantes para suas refeições e o que irá comer. Você se acostumará a sentir fome nestes horários.

5. Quando sentir fome, calma! Observe que sentirá sensações diferentes da "vontade de comer" (um certo vazio no estômago, às vezes fraqueza, etc). Não vá como uma doida para qualquer alimento. Aceite-a tranquilamente como uma sensação saudável do seu organismo que você irá satisfazer com a comida que foi planejada, ingerida lentamente, muito bem mastigada, concentrando-se "com todos os sentidos", saboreando cada bocado, fazendo pausas entre as garfadas. De quando em quando preste a atenção na sensação de saciedade que está aparecendo. Pergunte-se ainda está com fome. Se estiver, coma um pouco mais, senão pare. ACOSTUME-SE A COMER PORQUE TEM FOME E NÃO PORQUE HÁ COMIDA DISPONÍVEL.

6. Claro que existem alimentos que devem ser ingeridos dentro de limites, mas não os elimine. Cuidado com "alimentos proibidos!" Dão muita ansiedade e tentação.

7. Pior que "sair da dieta" é "achar que saiu da dieta". A culpa, a sensação de fracasso, leva a uma baita ansiedade que poderá levá-la a comer muito mais. O problema de um bombom a mais é levar à caixa toda, como forma de autopunição.

8. Aceite seus "escorregões". Encare esses episódios com serenidade. Falhas ocorrerão e deverão ser encaradas como oportunidades para aprendizagem.

9. INCLUA O PRAZER NA SUA DIETA E EM TODO O SEU ESTILO DE VIDA. Mudar estilo de vida é mudar hábitos. Um novo comportamento só irá se constituir um hábito se for prazeroso. É preciso haver prazer ao fazer as refeições. Comida monótona, ruim, sem gosto leva ao desânimo. AGORA, PRAZER NÃO É QUANTIDADE, MAS QUALIDADE. É DADO PELO TEMPO EM QUE MANTEMOS PEQUENA PORÇÃO DO ALIMENTO EM CONTATO COM A PAPILA GUSTATIVA.

10. Da mesma forma, faça exercícios físicos que lhe dêem prazer. O melhor exercício é aquele que, mesmo cansado hoje, você sente vontade de fazê-lo amanhã, e não o que é só uma obrigação chata que você não vê a hora de se livrar.

11. Não fique o dia todo pensando em sua dieta e maldizendo-se porque está acima do peso. Aprimore os outros aspectos da sua vida. Divirta-se, leia, encontre seus amigos. AUMENTE SUAS FONTES DE PRAZER. NÃO EVITE SITUAÇÕES PORQUE ESTÁ ACIMA DO PESO.

12. Pergunte-se o que você espera do emagrecimento. Não espere resolver todos os seus problemas adquirindo uma silhueta mais fina.

13. Verifique se não está havendo uma "ligação direta" da ansiedade decorrente de dificuldades de resolver problemas no dia a

dia com a comida. O único "problema" que a comida resolve é o da fome e da nutrição. Os demais precisarão de outras alternativas.

14. Cuidado com os falsos padrões de beleza, inatingíveis para a maioria das pessoas. A busca de um falso objetivo torna-se muito angustiante. Não existe beleza sem saúde e você pode ter beleza sem renunciar à sua individualidade. Desenvolva uma "identidade estética!" Seja você mesma.

15. Fuja do mito do "peso ideal". Troque-o por "PESO VIÁVEL". Aquele clinicamente saudável, que a deixe satisfeita e que seja fácil manter. RESPEITE SEU TIPO FÍSICO.

16. DESENVOLVA SUA AUTO-ESTIMA, OU ESTARÁ SEMPRE ANSIOSO E INSATISFEITO. Lembre-se que, beleza é uma questão de imagem e autoimagem.

17. Não tenha pressa para emagrecer. Você ficará ansioso, frustrado, sempre com a sensação de que "não está dando certo".

18. Cuidado com a "balançomania". Pesar-se toda hora, todo dia traz enorme grau de frustração. A flutuação de peso é esperada e mal interpretada é realmente angustiante.

19. O estresse é companheiro da ansiedade. Desenvolva mecanismos anti-estresse. Pratique atividades prazerosas, alguma forma de relaxamento, alguma atividade esportiva recreativa e não competitiva, administre seu tempo. Faça aquilo que você pode realmente fazer em determinada situação. Não se preocupe com o que não pode ser feito. Não adiante nada e você ficará menos ansioso. INCLUA-SE EM SUA AGENDA.

20. A compulsão alimentar é disparada pela ansiedade. Identifique os primeiros sinais de risco (pensamentos, situações, emoções etc.) e faça algo que seja prazeroso e incompatível com ato de comer. Tenha consigo uma lista destas atividades e as acione ao primeiro

sinal de ansiedade. Visitar ou telefonar para uma amiga, fazer uma atividade física, digitar um trabalho no computador, escrever, pintar ou fazer um trabalho de argila, etc.

21. Adie o mais possível a satisfação do impulso de comer. Se ao sentir os primeiros sinais de ansiedade você der uma caminhada verificará que sua "vontade" de comer diminuiu. O tempo é seu grande aliado.

22. Não tenha alimentos de "risco" em casa. Se você sentir-se ansioso para devorar chocolate e tiver que sair para comprá-lo ganhará tempo. Compre só uma unidade. Volte para casa, anote no seu diário alimentar que irá comê-lo. Espere cinco minutos e coma-o lentamente. O chocolate não foi proibido e o impulso foi bastante enfraquecido. Se estiver ansioso por um bolo, prepare-o. Não o tenha em casa.

23. ALGUMAS FORMAS DE ANSIEDADE ALIMENTAR DECORREM DE PROBLEMAS PSICOLÓGICOS NÃO RESOLVIDOS: afetivos, conjugais, de relacionamento, sexuais, timidez excessiva, depressão, etc. NÃO HESITE EM PROCURAR AJUDA DE UM PROFISSIONAL. Muitas vezes estes fatores mantém uma obesidade e, tratados, levam a pessoa ao emagrecimento.

24. Determinados momentos da vida, mal avaliados, geram grande ansiedade. A mãe que criou seus filhos pode sentir-se "sem função". Suas fontes de prazer escasseiam e a comida poderá ser priorizada. Faça um curso, reúna os amigos. Cultive outras formas de prazer.

25. VIVA O DIA DE HOJE. Ontem já se foi e o amanhã ainda não veio! O tempo é HOJE.

26. Valorize o que você já fez. Não fique lamentando o que não fez ou o que deveria ter feito.

27. Estabeleça metas viáveis. Por exemplo, começar a caminhar dez minutos todos os dias esta semana. Certamente poderá cumpri-las. Propostas do tipo "vou correr 10 km por dia", se você é sedentário, são descabidas e causam frustração. Gratifique-se a cada meta conquistada.

28. Você deve emagrecer, por sua saúde, sua beleza, sua vontade. Não para agradar quem quer que seja. Desenvolva uma motivação interna.

29. VIVA ENQUANTO EMAGRECE. NÂO ESPERE EMAGRECER PARA VIVER.

30. COMA QUANDO TIVER FOME.NÃO COMA QUANDO ESTIVER ANSIOSO.

CAPÍTULO XXX
A importância dos sais minerais para o organismo

Dentre os nutrientes necessários à saúde, assim como existem as proteínas, gorduras, carboidratos e vitaminas, há um grupo de elementos chamados minerais. Os minerais, como também as vitaminas, não podem ser sintetizados pelo organismo e, por isso, devem ser obtidos através da alimentação. Não fornecem calorias, mas se encontram no organismo desempenhando diversas funções. Os minerais possuem papéis essenciais, como constituintes estruturais dos tecidos corpóreos, por exemplo, o cálcio e o fósforo que formam os ossos e dentes; como reguladores orgânicos que controlam os impulsos nervosos, atividade muscular e o balanço ácido-base do organismo; como componentes ou ativadores/reguladores de muitas enzimas.

Além disso, muitos minerais estão envolvidos no processo de crescimento e desenvolvimento corporal. Como componentes dos alimentos, os minerais participam no sabor, ativam ou inibem as enzimas e outras reações que influem na textura dos alimentos. Eles são divididos em macro-minerais (necessários em quantidades de 100mg ou mais por dia) que são: cálcio, fósforo, sódio, potássio, cloro, magnésio e enxofre, micro-minerais (necessários em pequenas quantidades - miligramas ou microgramas por dia) que são: ferro, cobre, cobalto, zinco, manganês, iodo, molibdênio, selênio, flúor e cromo. Há ainda outros minerais que são tóxicos como: chumbo, cádmio, mercúrio, arsênio, bário, estrôncio, alumínio, lítio, berílio e rubídio. Cada mineral é requerido em quantidades específicas, numa faixa que varia de microgramas a gramas por dia. Dessa maneira, é importante dizer que o excesso na ingestão de um pode acarretar prejuízos na absorção e utilização de outro. Por exemplo, a absorção de zinco pode ser afetada por suplementação de ferro, enquanto a ingestão em excesso de zinco pode reduzir a absorção de cobre.

Em geral, o consumo de uma alimentação balanceada, com o fornecimento adequado de alimentos, tanto de origem animal quanto vegetal, normalmente é suficiente para suprir as necessidades nutricionais de minerais. Dessa maneira, deve-se tomar cuidado com o uso não indicado de suplementos, certificando-se da necessidade de suplementação. Teoricamente,

145

todos os alimentos deveriam conter sais minerais, mas a industrialização e outros métodos modernos de produção de alimentos podem eliminá-los. Os minerais também são importantes na prática esportiva, pois durante o exercício físico a perda de água pelo suor é sempre acompanhada pela perda de eletrólitos, de sais, especialmente sódio, cloreto, potássio, magnésio e cálcio. Assim, a falta destes pode levar ao aparecimento de cãibras musculares.

CAPÍTULO XXXI
A uva vermelha e seus benefícios

A videira (vitis, da família das vitáceas), trepadeira originária da região mediterrânea e do norte da Ásia, é cultivada desde os tempos mais remotos. Seus frutos – as uvas – constituem excelente alimento de delicioso paladar, sendo consumida fresca, seca (sob a forma de passas), ou em suco, além de ser usada no preparo de vinhos e bebidas alcoólicas (conhaque, licores). A maior parcela da produção mundial destina-se ao fabrico de vinhos. Suas folhas e frutos contém ácido tartárico, bitartarato de potássio, quercitina, tanino, amilo, ácido málico, inosita, açúcar e cremor tártaro.

Em estudos feitos na Universidade de Harvard nos Estados Unidos, descobriu-se que tomar meia taça de vinho tinto por dia, pode prevenir doenças do coração. Contudo não é o vinho tinto em si que faz bem, e, sim, os flavonóides (pigmentos encontrados na casca vermelha da uva vermelha). Os flavonóides aumentam as taxas de colesterol bom, o HDL, e ajudam a inibir a produção de substâncias responsáveis pelo enrijecimento das artérias.

Se tomarmos um copo de suco de uva vermelha, também teremos o mesmo benefício de meia taça de vinho, com a vantagem de o suco não ser alcoólico. Recentemente, foi constatado mais um benefício dessa fruta: suas sementes contêm um composto – chamado polifenol – eficaz para manter a pele jovem. As sementes passaram a servir de matéria prima para cremes e loções. O uso tradicional e o recomendado pelas recentes descobertas científicas mostram a importância da uva para nossa vida diária.

Fonte: Clube Paulista de Jardinagem

CAPÍTULO XXXII
Abacaxi: um alimento energético

A planta, cujo nome científico é *Ananas comosus,* pertence à família das bromélias e o fruto é, na verdade, uma frutescência: cada gominho é um fruto independente que se juntou com os demais durante o processo de crescimento. É famoso em todo o mundo pelo seu perfume delicioso, pelo seu sabor acre-doce e por seu grande valor nutritivo. O abacaxi é uma fruta deliciosa, muito apreciada em todos os países tropicais. Sua polpa saborosa é ligeiramente ácida, e muito refrescante. Ao lado das qualidades organolépticas, que o distinguem universalmente, há o seu alto valor dietético, comparável ao das melhores frutas tropicais.

Por exemplo, o suco de abacaxi é um alimento energético, pois um copo (150 cm^3) propicia, em média, cerca de 150 calorias ao organismo humano. O teor de açúcar do suco varia, em geral, em trono de 12 a 15%, dos quais aproximadamente 66% são de sacarose e 34% de açúcares redutores (glicose e frutose). O abacaxi contém, principalmente, potássio, além de magnésio e cálcio. As vitaminas presentes são muito numerosas. Considera-se o suco de abacaxi uma fonte de vitaminas: A (0,3mg em 100g de suco), vitamina B1 e uma fonte aceitável de vitamina C (8,5mg em 100g em média), porém não contém vitamina D. É um adjuvante da digestão, em virtude de conter a bromelina, uma mistura de enzimas proteolíticas (que desdobram proteínas), que em meio ácido ou alcalino ou neutro transforma as matérias albuminóides em proteoses e peptonas (fragmentos resultantes da destruição enzimática da proteína).

VALOR NUTRITIVO: É uma fruta com alto teor de vitamina C.
Além disso, contém celulose, uma substância indispensável para o bom funcionamento intestinal, e bromelina, uma outra substância que facilita a digestão das carnes. Também é bastante rico em sais minerais, como cálcio, fósforo e ferro.

VALORES NUTRICIONAIS:
Porção: 100g
Kcal: 52.0
HC: 13.7

PTN: 0.4
LIP: 0.2
Colesterol: 0
Fibras: 1.4

CAPÍTULO XXXIII
Propriedades e benefícios das fibras

As fibras também protegem o organismo e contribuem para o tratamento de afecções, como o diabete mellitus.

Alimentar-se bem é essencial para a manutenção da saúde e para o bom funcionamento dos órgãos. Contudo, existem algumas substâncias que são significativamente importantes para a prevenção de algumas doenças. É o caso das fibras. *"Elas aumentam o volume de evacuações, regulam o tempo da digestão e diminuem a pressão da luz intestinal"*, explica a nutricionista Luciana Coppini. As fibras também protegem o organismo e contribuem para o tratamento de afecções, como o diabete mellitus, dislipidemias, diverculites, hemorróidas, câncer de colo do útero e obesidade. Sem contar que são importantes aliadas da boa forma, durante dietas de emagrecimento.

Em geral, os alimentos de origem vegetal, como frutas, verduras, leguminosas e cereais integrais, são ricas fontes de fibras alimentares. No entanto, por desconhecimento, muitas pessoas preparam estes produtos de maneira inadequada, fazendo com que as propriedades e benefícios sejam desperdiçados. Na hora de preparar a comida, temperos e detalhes especiais fazem toda a diferença e não apenas no sabor. É preciso conhecer os valores nutritivos e propriedades de cada produto para que, além de gostosos, sejam saudáveis e benéficos ao organismo. A nutricionista dá alguns exemplos de como aproveitar todas as vantagens das fibras:

- Ao comer uma fruta, muitas pessoas têm a predileção por descascá-la. Tal preferência pode ser prejudicial ao aproveitamento das fibras que, frequentemente, estão concentradas nessa parte do alimento;

- Outro hábito que interfere no consumo é cozinhar os alimentos. Assim, a fibra, antes insolúvel, passa a ser solúvel após o cozimento, o que interfere na sua potencialidade. Por isso, dê preferência a alimentos e legumes crus e vegetais folhosos, como alface, agrião, escarola, repolho, entre outros;

- O mais adequado é consumir, no mínimo, de 25 a 30 gramas de fibras diariamente. Para tanto, abuse dos alimentos integrais e evite os refinados, como os pratos preparados com farinhas;

- Não consumir fibras regularmente pode contribuir para problemas intestinais, como dores e desconfortos durante a digestão e eliminação de fezes.

Comer fibras pode ajudar a emagrecer

A explicação para isso é extremamente simples: ao ingerirmos cereais, leguminosas, arroz, batatas, raízes e frutas, diminuímos, como conseqüência, o consumo de carnes, gorduras e açúcares - o que já seria um fator importantíssimo para manter o peso. Neste caso, as fibras desempenham também outro papel: regulam a assimilação de gorduras e açúcares no organismo, pois aprisionamos moléculas de gordura e colesterol presentes em nosso sangue. As fibras proporcionam um grande efeito de saciedade. "Comer fibras dá a sensação de que estamos com o estômago cheio".

Isto, porque, no estômago, as fibras incham como esponjas e algumas delas, como farelo de trigo, por exemplo, podem reter quatro vezes seu peso em líquido. Por isso, comemos menos e temos fome menos rapidamente, pois elas permanecem no estômago durante um bom tempo depois de ingeridas. No final da digestão, desencadeiam outro saudável processo: aceleram os movimentos do intestino, evitando a prisão de ventre. Existem também outras vantagens. Como as fibras estão presentes em alimentos de consistência mais dura, é preciso mastigá-los muito bem. Pois são exatamente a mastigação e a deglutição que enviam ao cérebro os primeiros sinais de saciedade. Assim, além de comermos mais devagar - o que é ótimo para uma boa digestão - também ficamos satisfeitos mais depressa. Apesar de todos esses benefícios, no entanto, não é aconselhável entrar de cabeça numa dieta composta apenas por fibras. Em primeiro lugar, porque nenhum alimento tem isoladamente a capacidade de fazer emagrecer. Em segundo, porque comer alimentos fibrosos pode acabar dilatando o estômago, em função do efeito-esponja desenvolvido pelas fibras. Depois de algum tempo, teremos necessidade de comer mais do que antes, o que eliminaria qualquer efeito positivo de uma dieta emagrecedora. Por último: alguns tipos de fibras freiam a assimilação de cálcio e das vitaminas A, D, E e K. Para obter das fibras tudo o que elas podem trazer de bom, é preciso saber ingeri-las. Integradas numa dieta pobre em calorias, elas certamente vão ajudar a controlar o peso. Mas não esqueça que se você preparar alimentos que contêm fibras de maneira inadequada - fritos ou acompanhados de queijo, creme de leite ou manteiga - vai aumentar sua cota de calorias e prejudicar a dieta. Introduzir o consumo e fibras, pouco a pouco, na alimentação diária é, portanto, a melhor medida para perder alguns quilos.

Principais alimentos que contêm fibras e como utilizá-los corretamente em sua dieta:

VERDURAS E LEGUMES: Ricos em fibras, vitaminas e sais minerais. Prefira comê-los cru, pois o cozimento abranda o poder das fibras. Ex.: acelga, couve, brócolis, espinafre.

LEGUMINOSAS: São basicamente os grãos (feijão, ervilhas, lentilhas, grão-de-bico). Deixe de molho antes de cozinhar e não use produtos muito gordurosos, como toucinho, na hora de preparar.

CEREAIS INTEGRAIS: Substitua o pão e arroz branco por integrais. No café da manhã, outras ótimas alternativas são os flocos de aveia, granola, muesli. Mas prefira os que têm pouco ou nenhum açúcar. Ex: milho, massas integrais. Frutas: Para aproveitar as fibras das frutas, coma-as com casca, semente e bagaço. Se fizer suco, não coe. Ex.: figo, damasco, abacaxi, morango.

FARELO DE TRIGO: Um dos alimentos mais ricos em fibras. Misture-o ao iogurte, suco ou leite. Ou polvilhe sobre sopas, saladas e frutas.

CARBOIDRATOS BENÉFICOS: As fibras, substâncias próprias do reino vegetal, são encontradas no envoltório de cereais, verduras, leguminosas e frutas. Compõem-se principalmente de grandes moléculas de carboidratos complexos. Sua principal característica é a de não serem completamente digeridas pelo organismo humano. No estômago podem transformar-se numa espécie de gelatina que aumenta de volume (as chamadas solúveis) ou ajudam

155

simplesmente a formar o bolo estomacal, atravessando o intestino intactas (insolúveis). A divisão em solúveis e insolúveis serve para distinguir outras características das fibras. Segundo estudos, os solúveis têm o poder de diminuir a assimilação dos açúcares e das gorduras pelo organismo. As chamadas insolúveis melhoram consideravelmente o trânsito intestinal. Os nutricionistas recomendam a ingestão de 1 grama de fibra para cada 100 calorias diárias, algo em torno de 20 gramas de fibra por dia.

CAPÍTULO XXXIV
Açaí: a fruta que repõe energias

O açaí na tigela é uma tradição que começou na praia, foi para as academias e para as ruas. Começou com esportistas e acabou sendo consumida por pessoas preocupadas com a saúde, que procuram alimentação natural, saudável e energética. A fruta do norte do Brasil que virou mania entre malhadores vale por uma refeição. Rica em minerais e vitaminas é também muito calórica e deve ser evitada pelos sedentários.

Como é um ótimo repositor de perdas energéticas, o açaí é mais indicado para consumo depois de atividades físicas. O açaí é um dos alimentos mais ricos em ferro, que é, entretanto, pouco absorvido pelo organismo por causa de sua insolubilidade. Contém elevada quantidade de vitamina E, sendo, portanto, um antioxidante natural, assim, tira de cena boa parte dos temidos radicais livres. Rica, também, em vitaminas B1 e B2 e C, protege os olhos e estimula memória. Tem grande quantidade de fibras, o que favorece o trânsito intestinal. Tem um teor considerável de proteínas. Os teores de potássio e cálcio são elevados, o que faz do açaí um alimento bastante completo. Contém ainda vitamina B1 e elevado teor de pigmentos antocianinas (cor roxa/violeta) que são também antioxidantes, favorecendo a melhor circulação do sangue. A polpa da fruta congelada, de cor violeta e gosto amargo "de terra", batida no liquidificador com xarope de guaraná se transforma em uma espécie de sorvete energético.

É servida em uma tigela de 500ml, acompanhada de granola e frutas.

Açaí é calórico, portanto, pode fazer engordar

Antes de querer aproveitar os valores nutritivos desta fruta escura de sabor terroso, é bom saber que açaí é calórico, logo engorda. Pessoas sedentárias, que não praticam atividades físicas com regularidade, correm o risco de engrossar a silhueta. E mesmo os desportistas precisam tomar certos cuidados.

A fruta repõe energias

Tomar açaí antes de malhar, por exemplo, significa dar ao organismo dois trabalhos: gastar energia com o exercício e com a digestão. *"Trata-se de um bom repositor de perdas energéticas. O que quer dizer que é melhor quando consumido após competições"*, diz o nutricionista Marcos Paulo F. M. Dependendo do tipo de esporte que se praticar, no entanto, é preciso cautela. Lembrete: Se você está batalhando para perder peso, esqueça a combinação do açaí com banana e a granola. Faça um suco ou consuma a polpa com morango.

Fonte: Vimalui Gebrim - Clínica Médica e Estética Dra. Adriana Pederneiras - Nutricionista Dr. Marcos Paulo F. M. Lopes - Biomédico e Nutricionista Danielle Dutra Izac - Estagiária em Nutrição

CAPÍTULO XXXV
A ação benéfica dos antioxidantes encontrados nas frutas, verduras e legumes

Os antioxidantes são substâncias que limpam o corpo de moléculas de oxigênio nocivas conhecidas como radicais livres as quais se atribuem várias doenças, inclusive câncer. Hoje os cientistas têm certeza de que os radicais livres estão por trás do processo de envelhecimento e de todas as doenças degenerativas ligados a ele, como o câncer.

Quando se diz que um alimento é antioxidante, isso significa que ele é capaz de doar elétrons para as moléculas nocivas, acabando com sua necessidade de lesar o organismo.

Observação: Os antioxidantes estão em praticamente todas as frutas e legumes, por isso a importância das mesmas para a saúde do organismo.

Entre as coisas que podem ser feitas para fortalecer o seu sistema antioxidante podemos incluir: comer mais alimentos ricos em antioxidantes como frutas frescas, vegetais, grãos, nozes e feijões. Usar abundantemente ervas e temperos ricos em antioxidantes como: endro, coentro, alecrim, salva, tomilho, hortelã, erva-doce, gengibre e alho. Tomar vitaminas antioxidantes como: A, C e E. Eliminar o tabaco, o excesso de álcool e as drogas não essenciais. Finalmente, reduzir o estresse.

Observação: A acumulação de toxinas no sistema corporal/mental acelera o envelhecimento.

Fonte: www.emagrecasemdieta.com

CAPÍTULO XXXVI
Alimentação desintoxicante auxilia no funcionamento dos intestinos

Quando o alimento é ingerido, o processo digestivo se inicia na mastigação/salivação, passa pelo estômago onde acontece a etapa principal de quebra (digestão) do alimento até suas partes menores (macro e micronutrientes), chega ao intestino delgado para selecionar (o intestino delgado é um centro de inteligência) o que será assimilado e passa para a corrente sanguínea, ou passa para o intestino grosso para ser excretado. Assim, o intestino grosso, ou cólon, representa a última parte do aparelho digestivo. Trata-se de um tubo mole de aproximadamente 1,50 m de comprimento e de 3 a 8 cm de diâmetro, pleno de reentrâncias e vilosidades internas.

Ele apresenta como principais funções:

- Promover a eliminação das fezes;
- Reabsorver parte da água e alguns nutrientes;
- Contribuir para com o fortalecimento do sistema imunológico; afinal cerca de 80% do potencial imunológico encontra-se nesta etapa do processo digestivo;
- Hospedar a flora microbiana intestinal (lactobacilos acidóphilus, bifidobacterias, etc.) que exerce várias funções importantes, como sintetizar vitaminas do complexo B e K, destruir micróbios e bactérias patogênicas, proteger a integridade dos tecidos, etc. Obviamente, ao longo desta viagem o corpo deve ser nutrido com todas as substâncias que necessita e os dejetos deste processo devem ser excretados no menor tempo possível. Como nos alimentamos em média 3 vezes ao dia, deveríamos evacuar de 2 a 3 vezes ao dia, de preferência após cada refeição como fazem os bebês, que evacuam logo após que mamam, devido ao reflexo gastro-cólico. Entretanto, a absorção/assimilação dos nutrientes (considerando uma alimentação saudável) e novos registros para a vida (aprendizados) podem ser inibidos se as paredes do intestino grosso estiverem obstruídas com placas de depósitos destes detritos alimentares que não foram devidamente eliminados.

Estes resíduos endurecidos podem estar retidos há dias, meses e até anos, resultantes de um ou mais fatores relacionados com maus hábitos alimentares e outros. Assim, os detritos que deveriam ser eliminados permanecem no intestino grosso durante muito tempo e acabam sendo fermentados ou entram em putrefação. Neste

163

processo, produz-se material tóxico que será reabsorvido pelo organismo, produzindo uma "auto-intoxicação". Isto ocorre devido ao aumento da permeabilidade intestinal, ou seja, a mucosa do intestino é continuamente agredida e vai tornando-se mais permeável porque as células perdem o seu natural poder de coesão. Este acúmulo de toxinas no intestino grosso pode ser a causa de numerosas dificuldades de saúde, produtividade e qualidade de vida. As toxinas produzidas pelas putrefações intestinais alcançam pela via sanguínea os órgãos vizinhos, intoxicando-os e degenerando-os, contribuindo para o surgimento de problemas como: baixa das funções imunológicas, fadiga, enxaqueca, celulite, alergias, problemas de pele e unhas, cólicas, obesidade entre outros. Existe também uma correlação muito significativa entre a frequência crescente dos cânceres do cólon nos países industriais e a alimentação pobre em alimentos frescos, crus e ricos em fibras, vitaminas, sais minerais, água, etc. Uma alimentação inadequada ou pobre em nutrientes e fibras (carnes e alimentos refinados), além de ambientes por demais poluídos, atividades diárias com demasiado estresse físico ou emocional, como também sedentárias e a impossibilidade de realizar atividades físicas frequentes, provocam problemas gastrointestinais, dificultando o processo natural de digestão, absorção e eliminação dos alimentos, causando prisão de ventre, constipações, cólicas, gases, etc.

A Alimentação Desintoxicante tem o papel de reverter todo este quadro, pois através de sucos, chás, lanches e sopas desintoxicantes, ajuda o corpo, com seus "banhos internos diários", a provocar uma dissolução contínua e diária destas placas e padrões que favorecem o "status quo" de intoxicação e doença. A filosofia da Alimentação Desintoxicante, além de incentivar o uso diário do enorme benefício dos sucos desintoxicantes, também esclarece sobre a importância de mudar certos hábitos como a prática frequente de exercícios físicos que mobilizam a energia e estimulam o pleno funcionamento dos intestinos, rins, fígado, sudorese e pulmões.

RECEITA - USO EXTERNO: Óleo de Massagem Desintoxicante – para acordar os Intestinos: 2 colheres de sopa de óleo de linhaça prensado a frio + 6 gotas de óleo essencial de limão + 3 gotas de óleo essencial de erva-doce + 3 gotas de óleo essencial de capim limão. Colocar tudo em um frasco de vidro escuro misturar e manter em local fresco. Massagear por 5 minutos (mínimo) todo o ventre, com movimentos vigorosos (como se estivesse despertando todos os seus órgãos internos) desenhando um círculo no sentido horário. Realizar este procedimento diariamente pela manhã antes de levantar e à noite após deitar.

RECEITAS: Sucos Desintoxicantes - tomar em jejum suco de maçã - rico em pectina e antioxidantes. Preparado com 1 xícara de chá de folhas verdes (hortelã, alface ou couve), 1 limão (ideal que seja inteiro), suco de 1 cenoura (ou beterraba), suco de 2-3 maçãs e 1 colher de sopa de semente de linhaça (crua e inteira) deixada de molho em água durante toda a noite. Passar tudo pela centrífuga e servir imediatamente.

SUCO DE UVA - alcalinizante, mineralizante, depurativo e antioxidante. Preparado com ½ xícara de suco de uva, suco de 1 limão, 1 inhame cru e água de coco a gosto. Bater tudo no liquidificador e servir imediatamente.

SUCO DE ABACAXI - digestivo e adstringente. Preparado com 1 xícara de chá de abacaxi em cubos, rodelas de gengibre a gosto, suco de 1 limão, 2 colheres de sopa de semente de girassol (crua com casca) deixada de molho em água durante toda a noite e folhas de hortelã a gosto. Bater tudo no liquidificador, coar e servir imediatamente.

Dicas para o bom funcionamento do intestino
Praticar exercícios físicos e manter hábitos de alimentação saudáveis ajuda a tornar o processo de eliminação das fezes mais eficiente. A evacuação das fezes é um ato natural do homem e é uma necessidade que deve ser respeitada assim como comer, dormir, entre outras. Quando está bem regulado, nosso organismo acaba eliminando o que não precisa. O trabalho do intestino grosso é

remover a água do material não absorvido pelo intestino delgado e armazená-lo na forma de fezes, que serão expelidas através do ânus. Segundo os especialistas, evacuar de três vezes por dia a três vezes por semana é considerado normal. A consistência das fezes também é importante e deve ser pastosa, de eliminação não dolorosa. Quando o organismo não consegue se encarregar dessa tarefa, a pessoa acaba se prejudicando. Segundo estatísticas internacionais, pelo menos 30% da população mundial sofre com algum tipo de dificuldade de eliminar as fezes. Algumas alergias alimentares, a falta de exercícios, gravidez, estresse, depressão e falta de um lugar privativo adequado são fatores que contribuem para esse fato.

O que fazer para acabar com esse problema? A primeira coisa a ser feita para sanar o problema é identificar os horários em que o intestino funciona melhor e que você pode ficar à vontade. O organismo dispõe de um reflexo denominado reflexo gastro-cólico que desencadeia a necessidade de evacuar após a ingestão de alimentos. Portanto, procure estabelecer períodos que se sigam a uma refeição. Se você costuma ir ao banheiro no período da manhã, experimente acordar um pouco mais cedo, tomar o café da manhã e sentar-se no vaso sanitário por pelo menos 10 minutos. Em pouco tempo o organismo se acostuma com a rotina de evacuar naquela hora e você não enfrentará tantos problemas. Uma outra dica é sentar-se no vaso sanitário e esperar o tempo que for necessário para eliminar as fezes. Sente-se com calma, pegue uma revista e espere. Vale a pena você tirar esse tempo para possibilitar que o seu organismo funcione normalmente. Esse processo vai interferir diretamente no seu dia a dia e pode melhorar o humor, dar disposição e aumentar a auto-estima. Praticar exercícios físicos e manter hábitos de alimentação saudáveis ajuda a tornar o processo de eliminação das fezes mais eficiente.

Comer ameixa seca auxilia o processo, assim como a ingestão de fibras, que pode aumentar o funcionamento do intestino grosso na eliminação dos resíduos. Farelos amarelos e os vegetais acabam funcionando como laxantes naturais. Outra recomendação é ingerir muitos líquidos, o que torna o bolo fecal maior e mais fácil de ser eliminado. Os líquidos funcionam como lubrificantes, ajudando no deslocamento das fezes.

Lembre-se sempre de:

- Mastigar bem os alimentos e não faça refeições com pressa;
- Prefira a ingestão de alimentos ricos em fibras, como pães integrais, batatas cozidas com casca, legumes e verduras cruas, frutas secas ou com a polpa e/ou a casca;
- Faça exercícios físicos pelo menos três vezes por semana e beba muita água;
- Acostume seu organismo a funcionar em um horário específico;
- Os laxantes à base de plantas naturais ou comprados em farmácias somente devem ser ingeridos em situações de emergência e de curto prazo. Vale a pena lembrar que você deve consultar um médico sempre que surgir algum problema no seu organismo ou se estiver tendo dificuldades para evacuar.

CAPÍTULO XXXVII

Açúcar: reduzir o seu consumo propicia melhora da saúde

Todo mundo sabe que o excesso de açúcar refinado faz mal à saúde. Segundo os especialistas, este "pó branco" é apontado junto com as gorduras como fator principal da presença da obesidade. Além disso, o açúcar também provoca o surgimento de outras doenças como, por exemplo, as cardiovasculares, diabetes tipo 2 e até alguns tipos de câncer. Isso tudo porque o açúcar aumenta a acidificação do sangue, fermenta o sistema digestivo, altera a produção dos hormônios, entre outros. De acordo com os pesquisadores de Harvard, a alimentação equilibrada previne 25% de todos os tipos de câncer. Se a dieta for combinada com exercícios físicos, os efeitos serão ainda melhores.

Ela pode evitar até nove de cada dez casos de diabetes tipo 2 e reduzir o risco de doenças cardíacas em 90%. Ainda de acordo com os estudiosos, para atingirmos níveis mais adequados de consumo, deveríamos reduzir em mais de 30% a ingestão diária do produto. Mas é possível reduzir o consumo do açúcar sem perder o sabor. A nutricionista Gold Nutrition, Adriana Alvarenga, recomenda o aumento do consumo de frutas, verduras e legumes na alimentação.

Além disso, o uso do adoçante pode ser uma boa alternativa. Mas a especialista lembra que algumas pessoas não se habituam ao consumo de edulcorantes, por isso, algumas empresas desenvolveram nos últimos anos os chamados adoçantes "blend". Uma combinação do açúcar com adoçantes artificiais. Adriana cita o açúcar light Doce Menor, composto por uma mistura de açúcar com edulcorantes, que mantém o sabor do açúcar, mas que aumenta o poder adoçante (reduz o consumo) e possui bem menos calorias. *"Esta combinação de açúcar refinado com adoçantes artificiais quintuplica o poder de adoçar. Um cafezinho, por exemplo, só precisa de 2 gramas de açúcar light para ficar doce, contra 10 gramas do açúcar comum"*, conclui.

CAPÍTULO XXXVIII
Aditivos sintéticos que devem ser evitados

GORDURAS HIDROGENADAS: Riscos de doenças cardiovasculares e obesidade. Corantes Artificiais para alimentos: alergias, asma, hiperatividade, possibilidade de serem substâncias carcinogênicas (que induzem o aparecimento de cânceres).

NITRITOS E NITRATOS: Essas substâncias podem gerar nitrosaminas no organismo, que podem ser cancerígenas. Sulfitos (dióxido de enxofre, metabisulfito, e outros): reações alérgicas e asmáticas.

AÇÚCARES E ADOÇANTES: Obesidade, cáries, diabetes, hipoglicemia, incremento de triglicerídeos (gordura na corrente sanguínea) ou candidíase. ADOÇANTES ARTIFICIAIS (Aspartame, Acesulfame K e Sacarina) Problemas de comportamento, hiperativiade, alergias e possivelmente carcinogênicos. O governo desaconselha o uso de adoçantes artificiais para crianças e mulheres grávidas. Qualquer pessoa com fenilcetonúria (com incapacidade para metabolizar o aminoácido "fenilalanina" presente nas proteínas) não deve usar o Aspartame.

GLUTAMATO MONOSÓDICO: Alergias e reações como dores de cabeça e depressão, também pode agir como uma neurotoxina.

CONSERVANTES: (Butil Hidroxitolueno – BHT; Butil Hidroxianisol – BHA; Cálcio Dissódico – EDTA, entre outros). Reações alérgicas, hiperatividade, possibilidade de causar câncer. O BHT pode ser tóxico para o sistema nervoso.

FLAVORIZANTES ARTIFICIAIS: Alergias e alterações no comportamento.

FARINHAS REFINADAS: Baixo teor de calorias, desbalanceamento de carboidratos, alterações na produção de insulina.

SAL (excesso): Retenção de líquidos no corpo e aumento da pressão arterial.

171

OLESTRA (um tipo de gordura artificial): Diarréia e distúrbios digestivos.

Fonte: Planeta Orgânico

CAPÍTULO XXXIX
Agrião: digestivo e diurético

Assim como a maioria das verduras de folha, o agrião é um vegetal de baixo teor calórico. Fornece 22 calorias em cada 100 gramas. Ele é considerado uma das principais fontes de vitamina A, essencial para a boa visão e para manter a saúde da pele. Apresenta ainda vitaminas do Complexo B (responsáveis pelo crescimento), além de grande quantidade de vitamina C.

Tem alto potencial de sais minerais como Iodo, Enxofre, Fósforo e Ferro. Eles são importantes para o funcionamento da glândula tireóide, ajudam na formação de ossos e dentes, evitam a fadiga mental e estão ligados à produção de glóbulos vermelhos do sangue. O agrião combate a ácido úrico, a tuberculose, o raquitismo, a formação de pedras nos rins, as cistites e ainda os efeitos tóxicos da nicotina. Como um dos produtos mais ricos da natureza, o agrião é digestivo, faz bem ao fígado, é diurético e bom para os diabéticos. O suco de agrião, fervido com leite, em partes iguais, dá excelentes resultados contra enfermidade do peito, catarro e reumatismo.

E mostra-se eficiente contra a bronquite quando misturado ao mel. Por suas propriedades tônicas e estimulantes, o agrião tem o poder de abrir o apetite. Assim, deve ser sempre, servido como primeiro prato, em forma de salada, principalmente nos dias quentes, quando é muito refrescante. Na hora da compra, escolha o maço que tiver folhas verdes e brilhantes, firmes, limpas e sem marcas de insetos. Nessas condições pode ser conservado em geladeira por3 a 4 dias.

CAPÍTULO XL
Os benefícios da água de coco

Se você é daquelas pessoas que não dispensa uma saborosa água de coco gelada, pode ficar ainda mais feliz: essa deliciosa bebida pode fazer maravilhas por sua saúde. Um copo desse líquido precioso equivale às calorias de uma laranja ou meia maçã; portanto, é ideal para ser consumida entre as refeições. Dessa forma, aquela vontade de comer um lanchinho à tarde é satisfeita de forma saudável e pouco calórica. E mais: ideal para os dias quentes, a água de coco ajuda no funcionamento do intestino, pois é rica em potássio, e não apresenta grande quantidade de calorias (22 para cada 100ml).

Além disso, por possuir composição semelhante ao plasma sanguíneo, essa bebida pode atuar como soro fisiológico, prevenindo casos de diarréia com risco de desidratação. As pessoas que fazem quimioterapia também podem consumi-la sem medo, pois a bebida costuma ser bem tolerada (coisa que não acontece em relação a outros líquidos). E os benefícios não param por aí. A polpa do coco verde, embora extremamente calórica (590 calorias a cada 100 gramas) é bastante nutritiva. O leite dela extraído, após passar por um processo de retirada da gordura, pode ser usado na alimentação infantil para crianças que apresentam intolerância ao leite de vaca.

Mas, cuidado! Mesmo apresentando tantas vantagens, hipertensos e diabéticos não devem consumir água de coco em excesso, pois o líquido contém muito sódio e carboidrato. Mais uma recomendação: Na hora de comprar a fruta, preste atenção para não escolher aquelas que apresentem casca trincada e manchas marrons; e depois de aberta, consuma o líquido imediatamente (tais cuidados evitarão que o sabor da água seja alterado por causa da acidez).

Fonte: www.saudeinformacoes.com.br

CAPÍTULO XLI
Chá, o alimento que cura

A busca e o uso de plantas com propriedades terapêuticas é uma prática milenar, atestada em vários tratados de fitoterapia das grandes escolas de medicina.

A vida vegetal tem sido sustento e remédio para todas as espécies animais, em todos os tempos. A busca e o uso de plantas com propriedades terapêuticas é uma prática milenar, atestada em vários tratados de fitoterapia das grandes civilizações há muito desaparecidas. O grande número de espécies medicinais hoje conhecidas é reflexo do grau de antiguidade dos conhecimentos fitoterápicos e resultado de incontáveis erros e acertos. No uso das ervas, plantas, flores e frutas e outras práticas de saúde, a Fitoterapia está ajudando a estabelecer a medicina do futuro, mergulhando na harmonia, no equilíbrio da natureza, buscando nestas os princípios ativos em seu estado mais puro.

O Chá não deve ser tomado só quando estivermos doentes, pode ser tomado também como preventivo, fortalecendo o organismo contra doenças, aliviando o sistema digestivo e as demais funções, devendo sempre alternar os sabores. As informações contidas nesta página possuem propósitos educativos e não tem a intenção de substituir cuidados médicos apropriados, diagnóstico ou prescrição.

Maneiras de preparo dos chás:

Infusão: Despejar água fervendo sobre as ervas, numa vasilha, deixá-las em repouso durante 10 minutos abafado.

Decocção: Colocar as ervas em água fria. O tempo de fervura varia de 5 a 10 minutos, retire a vasilha do fogo e conserve tapada. Após coar e tomar.

Maceração: Põe-se de molho as ervas em água fria, durante 12 horas, neste processo os sais minerais e vitaminas são mais aproveitados.

Cataplasma: Socam-se as plantas, formando uma papa que se coloca sobre o local dolorido, diretamente entre dois panos, quente, morno ou frio.

Gargarejos: Prepara-se o chá e enxagua-se bem a garganta, faz-se várias vezes ao dia.

Inalação: Põe-se as ervas para cozimento até fervura, aspirando-se em seguida o vapor.

Banhos: As ervas também se prestam, com bons resultados, para uso externo e interno, muito difundida pela hidroterapia.

Boldo: auxilia na digestão, secreção biliar e nos distúrbios intestinais e hepáticos. Auxilia também na cura de ressaca. O chá combate a prisão de ventre gases intestinais e transtorno do fígado; atua na degradação de gorduras. É indicado em intoxicações alcoólicas.

Camomila: alivia gases intestinais, desintoxica o fígado, auxilia no tratamento de reumatismo e da excitação nervosa. Alivia enxaqueca, dores de dente, insônia, enjôos e é tônico para a pele. Usado para cólicas em lactantes; regula os intestinos.
É Anti-inflamatório e calmante, utilizado em crises histéricas, depressivas e febres intermitentes. Externamente utilizado para queimaduras do sol e irritação nos olhos.

Cidreira (Capim Limão): Indutora do sono alivia dores de cabeça e gases intestinais, indicada para digestão, cólicas menstruais e intestinais, distúrbios renais, conjuntivites, tosse, espasmos, febres, diarréias, reumatismos, histerias, afecções do estômago, nervos e palpitações do coração. É sedativa, analgésica, calmante, diurética, hipotensora, depurativa, expectorante e antiálgica.

Carqueja: Indicado para má digestão, cansaço físico, vermes intestinais, Prisão de ventre, gastrite, azia, anemia, fígado, rins, diabetes, inflamações urinárias, próstata, colesterol, gota, gastrite, afecções do baço e angina. Auxilia no processo de desintoxicação e emagrecimento. É revigorante das funções genitais, diurético, antiasmática, antibiótica e depurativa.

Erva Doce: Calmante dos nervos; elimina o mau hálito, toxinas da pele, gases intestinais, cólicas intestinais de criança e do ventre. Estimula o apetite, digestão, secreção biliar, restaura fluxo menstrual e aumenta o leite das lactantes. Bom contra azia, também utilizado na culinária como aromatizante.

Hortelã: Indicada para o tratamento da febre, vermes, espasmos, gases intestinais, sistema nervoso, inflamações uterinas, resfriado, faringite, tosse, afecções da garganta, coceiras, sarampo, inchaços, dor-de-cabeça, rinite, conjuntivite, cólicas, diarréia, problemas estomacais, intestinais e respiratórios.
O chá é lactante, estimulante digestivo, antisséptico, descongestionante nasal, perspirante, anestésico e analgésico.

Sene: Laxante, depurativo, vermífugo, elimina manchas brancas do corpo. Indicado para o mau funcionamento intestinal; alivia os problemas de hemorróidas e fissuras anais por facilitar as evacuações. Não é recomendado para crianças e durante a gravidez.

Chá Preto: Alivia os sintomas de depressão e dor de cabeça. É tônico, energético, estimulante dos nervos, músculos e cérebro e auxilia no tratamento de obesidade. É o chá mais consumido no mundo.

Chá Preto com Canela: Deliciosa mistura do Chá Preto energético e estimulante com a Canela aromática.

Canela: É indicado contra ulcerações da gengiva, mucosa da boca, dores estomacais, diarréia, calafrios, tosses, amenorréia, pressão baixa, respiração ofegante, espasmos, escorbuto e reumatismos. É estimulante digestivo, hipertensora suave, antisséptica, carminativa, piolhicida, cardiotônica e adstringente.

Porangaba: É altamente diurética, não laxativa, elimina o excesso de gordura e edemas. Tem ação tônica sobre a circulação e auxilia no emagrecimento. Auxilia no combate da fadiga, asma, bronquite, diarréias agudas, cólicas intestinais e inflamações renais. Ajuda a

180

diminuir a barriga, estômago alto, pernas inchadas, gorduras localizadas, produzindo bem-estar sem agredir seu organismo.

Chá de Frutas - Chá Misto Sabor Morango: O chá é depurativo, vermífugo e diurético. Combate às areias da bexiga, retenção da urina e inflamação dos rins. Indicado em casos de azia, diarréia, reumatismo e gota. Contém cálcio, ferro, fósforo e vitamina C.

Chá Misto Sabor Maracujá: É refrescante, sedativo, calmante, diurético, desinfetante, anti-inflamatório e depurativo. Indicado para insônia, dores em geral, combate diabete, asma e diarréia. A raíz e a semente combatem vermes.

Chá Misto Sabor de Cereja: Calmante, vermífugo, elimina cálculos renais e da bílis. È bom para dores reumáticas, nervos, diarréias e regulador do sono. Combate gripes, anginas do peito e afecções da garganta.

Chá de Abacaxi: Auxilia nas doenças respiratórias, dor de garganta, bronquite e previne osteoporose. É expectorante, depurativo, diurético, auxilia a digestão e as funções do fígado.

Chá de Maçã: Além de muito saboroso, o chá é tônico, calmante, desinfetante bucal, sonífero, anti-diarréico e diurético. Possui atividades antibacteriana, antiviral, anti-inflamatória, ativa o fígado, dissolve o ácido úrico e indicado nas convalescenças. Ideal para digestão e reuniões sociais.

Chá de Frutas Cítricas: Com a mistura de frutas cítricas, este chá natural, aromático e suave, é ideal para ser degustada quente ou gelada.
Devido a seus ingredientes, o Chá de Frutas Cítricas possui inúmeros benefícios à sua saúde, entre os principais podemos citar: calmante, ótimo para a garganta e intestinos e rico em Vitamina C.

Erva-Mate: Análises e estudos sobre a erva-mate têm revelado uma composição que identifica diversas propriedades benéficas ao ser humano, pois o produto contém: alcalóides (cafeína, metilxantina, teofilina e teobromina), taninos (ácido fólico e cafeico), vitaminas (A, B1, B2, C e E), sais minerais (alumínio, cálcio, fósforo, ferro, magnésio, manganês e potássio), proteínas (aminoácidos essenciais), glicídios (frutose, glucose, rafinose e sacarose), lipídios (óleos essenciais e substâncias ceráceas), além de celulose, dextrina, sacarina e gomas. Por isso, a erva-mate é considerada um alimento quase completo, pois contém a maioria dos nutrientes necessários ao nosso organismo. O consumo da erva-mate está ligado ao poder que ela tem de estimular a atividade física e mental, atuando beneficamente sobre os nervos e músculos, combatendo a fadiga, a sede e a fome, sem deixar efeitos colaterais como insônia e irritabilidade. A erva também atua sobre a circulação, acelerando o ritmo cardíaco e harmoniza o funcionamento bulbo-medular. Age sobre o tubo digestivo, facilita a digestão e favorece a evacuação e micção. Ela é considerada ainda um ótimo remédio para pele e reguladora das funções do coração e da respiração, além de exercer importante papel na regeneração celular. O Instituto Pasteur e a Sociedade Científica de Paris fez um estudo sobre o mate e relatou descobertas "nada menos inacreditáveis". Os pesquisadores concluíram que o mate contém praticamente todas as vitaminas necessárias para sustentar a vida. O estudo também relatou que "é difícil encontrar uma planta em qualquer lugar do mundo que se iguale ao valor nutricional do mate".

Fonte: Danielly Mesquita Figueiredo - Bióloga. Espec. em Nutrição Humana e Saúde - Profª de Bioquímica - UNIVALE. Ana Paula Souza – Nutricionista Clínica e Esportiva –UEM- Cesumar

CAPÍTULO XLII
Dicas de alimentação: colesterol e triglicerídeo elevado

COLESTEROL ELEVADO

- Evite alimentos gordurosos como: maionese, creme de leite e manteiga. Prefira margarina light com moderação;
- Prefira pães integrais e ricos em fibras, que não contenham açúcar e gorduras;
- Acrescente uma fonte de fibras na alimentação (aveia em flocos, farelo de trigo ou de arroz);
- Modere o consumo de bolos, biscoitos e bolachas recheadas;
- Evite consumir massas com molhos e recheios muito calóricos e gordurosos, como os molhos brancos, que vão leite integral e queijo. Prefira um molho à base de tomates in natura e reduza a gordura do preparo;
- Evite doces preparados com chocolate, leite condensado e creme de leite, pois além do seu alto teor de açúcar, também são ricos em gordura;
- Evite consumir alimentos fritos. Prefira preparações assadas, cozidas ou grelhadas;
- Abuse de vegetais folhosos, legumes e frutas;
- Prefira leite e iogurtes desnatados;
- Evite consumir queijos amarelos. Eles são os mais gordurosos. Prefira o queijo branco, a ricota, minas frescal e o queijo cottage;

- Evite as carnes gordurosas, pele de aves e os embutidos (bacon, salsicha, linguiça, embutidos, mortadela, salame, presunto). Prefira carnes magras como frango e peixes;

- Limite o consumo de 2 ovos/semana, pois a gema contém muita gordura, podendo contribuir para o aumento do colesterol.

TRIGLICERÍDEOS ALTO/ALIMENTOS PROIBIDOS: Açúcar, mel e doces em geral. Massas como: lasanha, canelone, ravioli; pizzas. Farinhas (mandioca, milho, trigo). Refrigerantes. Bebidas alcoólicas.

ALIMENTOS USADOS COM MODERAÇÃO: Bolachas de água e sal, e torradas. Batata, mandioca, beterraba, arroz, macarrão, milho verde. Leguminosas: feijões, ervilha, soja, lentilha, vagem.

ALIMENTOS PERMITIDOS: Leite desnatado; suco de frutas; queijos magros; carnes magras; óleo vegetal em pouca quantidade (de preferência ao óleo de canola ou de milho); frutas e hortaliças.

Fonte: Andréia João - Nutricionista http://www.andreiajoao.com.br/wp/

CAPÍTULO XLIII
Digestão equilibrada

Não são poucas as pessoas que se queixam de mal-estar, "queimação no estômago" e coisas do gênero. Quem sofre com esse tipo de problema acaba perdendo um pouco do prazer que proporciona uma boa refeição. Isso sem falar que, se você está se sentindo mal durante a digestão é porque algo não está funcionado bem no seu organismo. A Federação Brasileira de Gastroenterologia lista dez dicas para você ter uma boa digestão.
Confira:

1. NUNCA TOME MEDICAMENTO SEM ORIENTAÇÃO MÉDICA: O mercado farmacêutico oferece uma série de remédios que combatem os sintomas de uma má digestão. Isso pode "mascarar" os problemas e retardar o diagnóstico de doenças mais graves, até câncer.

Cuidado com os remédios para dor, os antigripais e outros à base de ácido acetilsalicílico, além dos anti-inflamatórios, principalmente aqueles conhecidos como não-específicos. Eles são uma das principais causas de problemas digestivos.

2. BOM SENSO NA HORA DE COMER: Ninguém melhor que você para saber os alimentos que lhe fazem mal. A principal regra é evitar aquilo que você sabe que não lhe "cai" bem e dar preferência aos alimentos que não costumam produzir sintomas. Você não precisa passar fome para fazer uma dieta, mas também não deve comer até estufar. O segredo é comer certo e numa quantidade razoável. A cultura popular já prega: "Tudo demais é veneno".

3. REFEIÇÕES NOS HORÁRIOS E AMBIENTES CORRETOS: Apesar do corre-corre, reserve um pouco de tempo na agenda para comer com calma. Faça suas refeições (café, almoço e jantar) nos horários corretos, em ambiente calmo e mastigando bem os alimentos.

4. NÃO FIQUE MUITO TEMPO EM JEJUM: Se você sabe que vai ficar mais de quatro horas sem comer, faça um lanchinho leve. Uma frutinha ou uma barra de cereais (rica em fibras) à tarde sempre vai bem.

5. O COCHILO DEPOIS DO ALMOÇO ESTÁ VETADO: Deitar depois das refeições é a pior coisa que você pode fazer. Você deve guardar um intervalo de, no mínimo, 90 minutos entre a última refeição e o sono. Isso vale para o cochilo depois do almoço e para quem vai dormir logo após o jantar.

6. FRUTAS, VERDURAS E LEGUMES SEMPRE FAZEM BEM: Dê preferência a esses alimentos em vez daqueles gordurosos ou muito condimentados (principalmente com excesso de alho, cebola, pimentão e afins).
Se você é relutante em aderir a esses gêneros, experimente prepará-los de forma criativa. A arte da culinária está aí para isso.

7. O LADO BOM E RUIM DO LEITE: O leite alivia a sensação de queimação em algumas pessoas, mas, por conter muito cálcio e proteínas que estimulam a secreção ácida do estômago, é recomendado apenas um copo, uma a duas vezes ao dia, de preferência à noite. Procure evitar aquele "leitinho antes de dormir".

8. EVITE O CIGARRO: O fumo está relacionado a problemas que podem acontecer com seu estômago, como, por exemplo, retardar a cicatrização da úlcera, além de provocar azia.

9. ATENÇÃO PARA AS BEBIDAS ALCOÓLICAS: Bebidas alcoólicas devem ser tomadas com moderação e nunca em jejum. Dê uma "forrada" no estômago antes de consumir qualquer bebida. Refrigerantes e gasosos em geral também devem ser tomados com moderação, pois o gás distende a parede do estômago, provocando aquela sensação de estufamento e estimulando também a secreção ácida.

10. O CAFEZINHO DEPOIS DO ALMOÇO: O hábito do cafezinho depois do almoço e do jantar está liberado. O que não pode é "tomar um dedinho de café" o tempo todo. Atenção: o que vale para o café (mesmo o descafeinado) vale também para a maioria dos chás. Os melhores são os de erva-doce e camomila.

Fonte: www.clubedaboaforma.com.br

CAPÍTULO XLIV
Escolha fontes saudáveis de alimentos

Quando for comprar alimentos semi-prontos ou ingredientes para você mesmo cozinhar, procure sempre as opções saudáveis, isto é, alimentos ou ingredientes com teores de gorduras mais baixos do que as versões tradicionais. As seguintes sugestões podem lhe ser úteis:

- *Alimentos com baixo teor de gordura:*
-Leite desnatado ou semidesnatado, iogurte com baixo teor de gordura e cream-cheese;
- Queijos brancos, cheddar e brie;
- Patês com baixo teor de gordura saturada (ler os rótulos);
- Pães integrais, pão sírio, biscoitos integrais e de arroz, e bolo simples;
- Batata assada e cozida;
- Massas com molhos à base de vegetais e com pouco óleo;
- Vegetais cozidos no vapor ou assados no forno, untados com um pouco de óleo;
- Frozen iogurte e picolés de frutas ao invés de sorvetes de massa (a base de leite);
- Carnes assadas ou grelhadas (sem gordura aparente) e presunto de peito de peru;
- Sopas feitas com vegetais in natura e carnes magras ou aves, feitas em casa e com pouco óleo;
- Molhos para salada à base de iogurte desnatado, molho vinagrete ou vinagre balsâmico;
- Sobremesas à base de frutas, iogurtes desnatados ou light, mousses, e doces com baixo teor de açúcar.
- Pipoca caseira ao invés de pipoca de micro-ondas.

Alimentos com alto teor de gordura:
- Laticínios integrais;
- Queijos amarelos ou duros;
- Manteiga e margarina;
- Pão de alho, pão de queijo e pães recheados;
- Bolos elaborados, tortas doces e roscas;
- Batata frita e batatas gordurosas;
- Arroz frito (bolinho) e massa ao alho e óleo;

190

- Massas com molhos cremosos;
- Vegetais fritos;
- Sorvetes de massa (a base de leite);
- Carnes gordas e processadas;
- Sopas cremosas;
- Molhos cremosos para temperar saladas e maionese;
- Refeições prontas com alto teor de gordura;
- Frituras;
- Sobremesas elaboradas e cremosas;
- Salgadinhos, nozes e amendoim salgado.

Fonte: Simone Machado Biacchi Fonte: www.nutricaoativa.com.br
Baseado no livro: Culinária saudável - Coração. Oded Schwartz. Ed.
Publifolha (adaptado).

CAPÍTULO XLV
Estresse: saiba quais alimentos melhoram o seu astral

Alguns alimentos podem amenizar a ansiedade e o estresse da nossa rotina. Isso porque eles possuem serotonina, que é responsável pela sensação de bem-estar no nosso organismo. Para quem sofre de depressão, o ideal é uma dieta rica em carboidratos como, por exemplo, pão, arroz e macarrão.

O ácido fólico encontrado no brócolis, feijão e nas frutas cítricas também devem fazer parte do cardápio. Consumir alimentos ricos em minerais como: potássio, encontrados nos vegetais de cores fortes; magnésio, presente na abóbora e no amendoim; selênio, na noz e na castanha-do-pará; nas vitaminas C como, por exemplo, mamão, laranja; vitaminas do complexo B, encontradas no atum e frango, ajudam muito a espantar a tristeza e devolvem a energia necessária ao organismo. Outra dica é consumir leite e iogurte e evitar as bebidas alcoólicas, cafeína e refrigerantes, além dos alimentos gordurosos e do delicioso chocolate.

Fonte: Márcia Peltier

CAPÍTULO XLVI
Dicas para eliminar o inchaço da barriga

Não, não se trata de uma solução milagrosa. Para perder definitivamente a gordura localizada na barriga é preciso um período longo de reeducação alimentar e exercícios físicos. Mas o que estamos propondo aqui é desinchar a barriga; ou seja, livrá-la de gases, diminuindo o estômago e provocando uma sensação de leveza muito agradável. Então, procure seguir as dicas abaixo:

1.Mastigue devagar os alimentos
Para a nutricionista Cristiane Ruiz Durante, coordenadora de nutrição da Triatlon Academia, essa medida é a mais importante para evitar a dilatação do estômago, e consequentemente, o inchaço da barriga. Ao mastigar devagar, o cérebro registra com maior rapidez a sensação de saciedade e você acaba comendo menos.

2. Faça refeições que contenham sempre salada crua (sem molhos gordurosos e ingredientes muito calóricos) + uma porção de carboidrato leve + uma porção de proteína. *"Essa combinação de substâncias é bem digerida e também ajuda a evitar o inchaço do estômago"*, explica a profissional.

3. Beba muito líquido durante o dia. De preferência água e chás (com exceção dos chás mates).

4. Fracione a dieta. *"O ideal é que a pessoa não fique muito tempo sem comer nada. Intervalos de cinco ou seis horas são o máximo que se deve ficar sem se alimentar"*, revela Cristiane. O ideal é fazer refeições pouco volumosas e de baixo valor calórico até seis vezes ao dia. Logo, seu dia será dividido em: café da manhã, lanche da manhã, almoço, lanche da tarde, jantar e mais um lanchinho, caso você costume dormir tarde. Os lanches recomendados são: frutas, iogurte desnatado ou light, picolé de fruta, suco.

5. Tire do cardápio alimentos que costumam causar gases.
A saber: refrigerantes, feijão, frituras, pão, queijo, carne vermelha, embutidos como linguiça, presunto, salame e salsicha. Evite comida industrializada.

6. Invista nas fibras e nos alimentos naturalmente diuréticos. Alimentos ricos em fibras regulam o intestino, o que é fundamental para desinchar a barriga. Arroz, cereais e pão integrais, legumes, verduras, carnes magras e frutas devem constar em seu cardápio. Alimentos diuréticos também ajudam, pois diminuem a retenção de água e consequentemente o inchaço. Invista em chás, suco de limão, erva doce, melancia, morango, abóbora, agrião, beterraba, cenoura, escarola, berinjela, repolho, salsinha, tomate, broto de feijão, pepino e hortelã.

7. Mantenha atenção à sua postura. Manter a coluna reta pode ajudar muito você a conseguir a não ter uma barriga saliente.

8. Evite beber durante as refeições.

9. Mexa-se: caminhe, corre ou nade por pelo menos 40 minutos, todos os dias. O é essencial fazer um exercício aeróbico para o organismo funcionar bem e você conseguir desinchar. Malhe de preferência antes das refeições. Assim, o que você comer vai para os músculos, e não para a gordura.

10. Você tem sérias dificuldades de ir ao banheiro diariamente, mesmo tendo uma alimentação rica em fibras? É bom consultar um médico. Só ele pode receitar um tratamento à base de remédios para acabar com esse distúrbio.

CAPÍTULO XLVII
As propriedades e benefícios do tomate

Esse fruto é uma excelente fonte de nutrientes, vitaminas e ainda previne contra doenças e envelhecimento precoce. De custo baixo e facílimo de encontrar, imprime um sabor original aos cardápios. Transita praticamente por todas as cozinhas do planeta, das mais diversas formas: em molhos, saladas, caldos, sopas, sucos ou desidratado (seco). Além de ser um alimento saboroso contém poucas calorias (21 cal/ 100 g), se tornando um grande aliado da dieta saudável. Com tantas espécies, os chefes indicam como podem ser utilizados: o caqui, grande e largo, incrementa saladas e sanduíches; o italiano, alongado, é ideal para preparar molhos; o cereja é utilizado inteiro em saladas; os verdes são consumidos fritos; o tomate Débora, que pode ser pequeno ou médio, fica perfeito em saladas, molhos ou seco. Nesse último caso, é muito utilizado como antepasto e recheio de tortas e massas e ainda para acompanhar risotos.

O tomate ganhou o mundo e provou ser generosa fonte de saúde. O licopeno, seu maior nutriente, contém propriedades antioxidantes e previne alguns tipos de câncer. Estudos o apontam como um poderoso antídoto contra os tumores de próstata, útero, mama, intestino, bexiga e pulmões. Além das propriedades antioxidantes, ele possui também alta concentração de folato, de vitaminas do complexo B, que ajudam a prevenir a anemia e os problemas cardiovasculares. Para obter esses benefícios, basta ingerir um copo de suco ou de molho, de 200 ml, quatro vezes por semana; aconselha os nutricionistas. Quando consumir o fruto in natura ou em molhos para pizzas, saladas, refeições ou lanches, deve-se aumentar a frequência de consumo; pois, se ingere uma dose bem menor do que o necessário. Vale lembrar que os derivados do tomate são mais concentrados que o fruto in natura.

O vegetal fresco pode ter até três vezes menos licopeno do que uma porção de molho de tomate. O tomate, quando exposto a altas temperaturas, sofre uma quebra das moléculas de licopeno, o que facilita sua absorção pelo organismo e aumenta seu poder nutritivo. Aproveite o máximo do tomate:

• Na hora de comprar leve em conta a forma como será preparado. Eles precisam ser bem maduros e vermelhos para dar cor e consistência aos molhos, sopas, cremes e sucos, mas não há necessidade de que sejam grandes e bonitos.

• Se não for fritá-los, evite comprar os tomates verdes, que amadurecem fora do pé, pois eles têm menos vitaminas que os maduros.

• Se for usá-los em saladas, escolha os tipos grandes, que não estejam machucados, de cor uniforme, lisos e brilhantes. Nunca pegue os com manchas escuras.

• Conserve-os na geladeira. A temperatura baixa diminui a ação de enzimas que levam à redução dos nutrientes. E aproveite para colocá-los em sacos plásticos bem secos, para evitar a perda de água e de suculência.

• Não os deixe na geladeira por mais de uma semana.

• O tomate inteiro não deve ser congelado. Apenas o molho pode ir ao congelador.

Fonte: Dra.   Vivian   Amin   -   Nutricionista   da   Fisioforma
http://www.fisioforma.com.br

CAPÍTULO XLVIII
Coalhada: leite fermentado de elevado valor nutritivo

Conhecido como o primeiro alimento transformado que se tem notícia na história da humanidade e consumido há séculos em todo o Mediterrâneo Oriental, o leite fermentado (coalhadas iogurtes) é considerado o "Alimento dos Deuses" por suas características e propriedades. Por exemplo, o iogurte é um dos mais populares e conhecidos tipos de leite fermentado existentes no mundo. A preparação de leites fermentados é uma das formas mais naturais que existem de conservação do leite, já que a acidificação funciona como um preservativo natural contra o desenvolvimento de muitas bactérias nocivas. É, por esta razão, que os leites fermentados são oriundos de países quentes, e neles muito consumidos. Não fosse pela técnica da acidificação, muitas populações ficariam impedidas de consumi-lo, pelo menos em condições mínimas de segurança. A coalhada é um tipo de leite fermentado de elevado valor nutritivo, pois, como ocorre nos demais leites fermentados, seus elementos (do leite) são parcialmente pré-digeridos durante o processo de fermentação.

O elevado valor biológico das proteínas no leite fermentado é superior ao leite fresco, proporcionando o aumento da biodisponibilidade de vitaminas do complexo B, no intestino humano e a melhor absorção do cálcio pelo organismo. A coalhada, elaborada a partir de leite desnatado chega a ser 6 vezes mais digerível que o leite comum. A coalhada contribui pelo equilíbrio do ecossistema intestinal promovendo o seu balanceamento e, como resultado, modulando diarréias causadas pelo uso de antibióticos, por situações de stress e por tratamentos infecciosos, quimioterápicos e radioterápicos. Também atua na regularidade intestinal, principalmente para idosos.

Ilya Metchinikoff, cientista russo, em suas investigações, concluiu que, as bactérias fermentativas exercem ação inibitória sobre outras bactérias do intestino, contribuindo para a sua desintoxicação que prolonga a vida. A longevidade dos povos dos Balcãs, península à sudeste da Europa, era resultado de uma dieta rica em leites fermentados.

ALGUNS BENEFÍCIOS:
- Reduz o colesterol sanguíneo (efeito anticolesterolênico).
- Modula as diarréias causadas pelos tratamentos com antibióticos, quimioterapias, radioterapias e por situações de estresse.
- Alto valor nutritivo.
- Melhora a digestão da lactose.
- Aumenta a conservação do leite.
- Recupera e equilibra a flora intestinal.
- Melhora as funções intestinais.
- Melhora a absorção do cálcio e proteínas do leite.
- Desintoxica o intestino.
- Aumenta a expectativa de vida.
- Inibe a ação de bactérias patogênicas.
- Tem efeitos anticarcinogênico.

Fonte: www.queijosnobrasil.com.br

CAPÍTULO XLIX
Como balancear sua refeição

O termo "Dieta Balanceada" envolve princípios específicos do ponto de vista nutricional, uma vez que uma dieta bem balanceada deve, inicialmente, respeitar condições básicas:

- Deve ser adequada a cada indivíduo;
- Deve ter harmonia entre os nutrientes;
- Deve ser suficiente para suas necessidades;
- Deve conter alimentos de boa qualidade.

Para obtermos tal resultado, devemos fugir de diversas dietas "milagrosas" ou "revolucionárias" que surgem de tempos em tempos na mídia.

Todos os nutrientes devem estar presentes no cardápio, desde que em quantidades ideais. E o que podemos considerar como quantidades ideais?

Preste atenção:

HIDRATOS DE CARBONO: devem representar 50 a 60% do total das calorias do dia (massas, cereais, farinhas, doces, frutas, raízes).

LIPÍDEOS: devem representar no máximo 25% do total das calorias/dia (azeites, óleos, margarinas, manteigas, gorduras do leite e derivados, gorduras das carnes, frutos oleaginosos).

PROTEÍNAS: de 15 até 25% do total das kcal/dia, alternando entre fontes animais e vegetais, sendo que as fontes animais são as melhores, pois possuem proteínas mais completas, sendo também boas fontes de Ferro, Cálcio, Zinco, Vitamina B12(carnes, peixes, aves, ovos, leite, derivados e grãos).

VITAMINAS E SAIS MINERAIS: devem complementar todas as refeições e suas necessidades variam em cada faixa etária e entre os sexos (todos os alimentos in natura e os enriquecidos).

FIBRAS: de 20 a 40g/dia podem reduzir o risco de doenças coronárias e patologias digestivas (alimentos crus, cereais integrais, farelos, gomas, grãos, frutas).

ÁGUA: de 1,5 a 2 litros/dia. Não sacrifique nenhum nutriente pelo motivo de querer emagrecer. Equilibre-os e não exagere nas quantidades. O Carboidrato sempre é considerado o vilão das dietas. Mas, na realidade ele é a principal fonte energética de nosso corpo e o cérebro não trabalha com outro tipo de combustível. Uma dieta pobre em carboidratos por longo tempo pode levar até a um quadro de depressão.

Fonte: Dr. José Luis Azis

CAPÍTULO L
Conheça as propriedades da linhaça

A linhaça moída é excelente para baixa de peso, pois elimina o colesterol em forma rápida. Ajuda a controlar a obesidade e a sensação

É considerada como um alimento funcional, ou seja, que contém, além de seus nutrientes básicos (carboidratos, proteínas, gorduras e fibras), elementos que podem diminuir o risco de algumas doenças. Seu uso contínuo pode proporcionar aumento da defesa orgânica e redução do ritmo de envelhecimento celular. Na composição da semente de linhaça estão presentes proteínas, fibras alimentares e ácidos graxos poli-insaturados (Ômega 3 e Ômega 6), que lhe conferem a propriedade de alimento funcional.

A semente de linhaça é a mais rica fonte de Ômega 3 existente na natureza. As investigações e a experiência clínica têm demonstrado que o consumo em forma regular de semente de linhaça previne ou cura as seguintes doenças:

CÂNCER: de mama, de próstata, de cólon, de pulmão, etc., etc. A semente de linhaça contém 27 componentes anti-cancerígenos, um deles é a Lignina. A semente de linhaça contém 100 vezes mais Lignina que os melhores grãos integrais. Protege e evita a formação de tumores.

BAIXA DE PESO: A linhaça moída é excelente para baixa de peso, pois elimina o colesterol em forma rápida. Ajuda a controlar a obesidade e a sensação desnecessária de apetite, por conter grandes quantidades de fibra dietética, tem cinco vezes mais fibra que a aveia. Se você deseja baixar de peso, tome uma colher a mais pelas tardes.

SISTEMA DIGESTIVO: Previne ou cura o câncer de cólon. Ideal para artrite, prisão de ventre, acidez estomacal. Lubrifica e regenera a flora intestinal. Expulsão de gases gástricos. É um laxante por excelência.

Elimina toxinas e contaminadores

A linhaça contém em grandes quantidades dos dois tipos de fibras dietéticas solúveis e insolúveis. Contém mais fibra que a maioria dos grãos.

SISTEMA NERVOSO: É um tratamento para a pressão.
As pessoas que consomem linhaça sentem uma grande diminuição da tensão nervosa e uma sensação de calma. Ideal para pessoas que trabalham sob pressão. Melhora as funções mentais dos anciãos, melhora os problemas de conduta (esquizofrenia). A linhaça é uma dose de energia para teu cérebro, porque contém os nutrientes que reduzem mais neurotransmissores (reanimações naturais).

SISTEMA INMUNOLÓGICO: A semente de linhaça por conter os azeites essenciais ômega 3, 6, 9 e um grande conteúdo de nutrientes que requeremos constantemente, faz com que nosso organismo fique menos doente, por oferecer uma grande resistência às doenças. Contém grandes quantidades de rejuvenescedor, pois retém o envelhecimento. A linhaça é útil para o tratamento da anemia.

SISTEMA CARDIOVASCULAR: É ideal para tratar a arteriosclerose, elimina o colesterol aderido nas artérias, esclerose múltipla, trombose coronária, alta pressão arterial, arritmia cardíaca, incrementa as plaquetas na prevenção da formação de coágulos sanguíneos. É excelente para regular o colesterol ruim.
O uso regular de linhaça diminui o risco de padecer de doenças cardiovasculares. Uma das características únicas da linhaça é que contém uma substância chamada taglandina, a qual regula a pressão do sangue e a função arterial e exerce um importante papel no metabolismo de cálcio e energia.

DOENÇAS INFLAMATÓRIAS: O consumo de linhaça diminui as condições inflamatórias de todo tipo. Referem-se a todas aquelas doenças terminadas em "tite", tais como: gastrite, hepatite, artrite, colite, amidalite, meningite, etc.

RETENÇÃO DE LÍQÜIDOS: O consumo regular de linhaça ajuda aos rins a excretar água e sódio. A retenção de água (Edema) acompanha sempre à inflamação de tornozelos, alguma forma de obesidade, síndrome pré-menstrual, todas as etapas do câncer e as doenças cardiovasculares.

CONDIÇÕES DA PELE E CABELO: Com o consumo regular de sementes de linhaça você notará como sua pele volta-se mais suave. É útil para a pele seca e pele sensível aos raios do sol. É ideal para problemas na pele, tais como: psoríase e eczema. É excelente para a calvície. Essa é uma boa notícia para quem sofre de calvície.

DIABETE: O consumo regular de linhaça favorece o controle dos níveis de açúcar no sangue. Esta é uma excelente notícia para os insulinos - dependentes.

VITALIDADE FÍSICA: Um dos mais notáveis indicativos de melhora, devido ao consumo de linhaça é o incremento progressivo na vitalidade e na energia. A linhaça aumenta o coeficiente metabólico e a eficácia na produção de energia celular. Os músculos se recuperam da fadiga do exercício.

Modo de Usar: Duas colheres de sopa por dia, batidas no liquidificador, se mistura em um copo de suco de fruta, ou sobre a fruta, ou com a aveia, ou iogurte no café da manhã ou no almoço. Podem tomar pessoas de todas as idades (crianças, adolescentes e anciãos). Inclusive mulheres grávidas.

Fonte: www.clubedaboaforma.com.br

CAPÍTULO LI
As propriedades terapêuticas dos vegetais

FITOQUÍMICOS: COMIDAS QUE FAZEM BEM

1. *Alfacaroteno*: Cenoura - Protege as células dos radicais livres.

2. *Betacaroteno:* Frutas, legumes e verduras - Neutraliza a ação dos radicais livres.

3. *Luteína:* Folhas verdes - Ajuda a manter a boa visão.

4. *Licopeno:* Tomate e goiaba vermelha - É antioxidante, reduz o risco de câncer cervical e próstata.

5. *Antocianidina*: Frutas em geral - Reduz o risco de câncer.

6. *Flavonas:* Frutas cítricas e verduras folhosas - Reduz o risco de câncer.

7. *Sulforafane*: Brócolis, repolho, e todos os tipos couve - Bloqueia substâncias que podem detonar o câncer e há indicações de que bem possa frear tumores existentes especialmente de mama.

8. *Genesteína*: Feijões, soja, ervilha e lentilha - Diminui as taxas de colesterol e o risco de tumores ligados a hormônios como os de mama e de próstata.

9. *Cumarina:* Frutas cítricas e tomate - Estimula a produção de enzimas anticâncer pelo próprio organismo.

10. *Flavonóides*: Frutas, tomate e cenoura - Inibe enzimas responsáveis pela disseminação de glândulas cancerosas.

11. *Isotiocinato:* Brócolis, repolho e mostarda - Estimula a produção de enzimas anticâncer no organismo.

12. *Triterpenóides:* Frutas cítricas e raiz de alcaçuz - Impede o crescimento de tumores em formação.

13. *Quercitin:* Frutas e cebolas - Reduz formação de placas gordurosas nas artérias e combate as alergias.

14. *Luteonia:* Casca das frutas (uva) e vinho tinto - Impede e formação de placas gordurosas.

15. *Resveratrol:* Casca da uva, vinho tinto e suco de uva - Também impede a formação de placas gordurosas.

16. *Daidzeína:* Soja e produtos à base de soja - Ameniza os sintomas da menopausa, protege contra o câncer de mama e previne a osteoporose.

17. *Alicina:* Alho e cebola - Ação antimicrobiana e antiviral. Também dilata os vasos, diminuindo a pressão arterial.

18. *Dialil dissulfeto:* Alho e cebola - Reduz a formação de placas gordurosas.

19. *Polissulfeto-alila:* Alho e cebola - Aumenta a elasticidade dos vasos sanguíneos e relaxa as fibras musculares.

20. *Trissulfeto de metil-alila:* Alho - Inibe o aparecimento de coágulos na circulação.

21. *Capsaicina:* Pimenta vermelha - Diminui a formação de coágulos e protege as células de substâncias cancerígenas.

22. *Adenosina:* Alho, cebola e cogumelo preto - Inibe coágulos.

23. *Saponinas:* Soja, produtos à base de soja - Pode reduzir o colesterol e proteger contra o câncer.

24. *Fibras insolúveis:* Cereais, frutas, legumes e verduras - Podem reduzir o risco de câncer de cólon, embora isso ainda seja polêmico.
25. Fibras solúveis: Aveia - Reduzem o risco de doenças do coração.

Fonte: www.emagrecasemdieta.com

CAPÍTULO LII
O consumo de alho previne várias doenças

Os benefícios à saúde do homem provenientes do consumo do alho são reconhecidos há milhares de anos e comprovados através de pesquisas. O alho pertence à família das liliáceas, da qual também fazem parte a cebola, a cebolinha, o alho-poró e a cebola de cheiro. Existem cerca de 88 espécies de alho no mundo. O bulbo do alho intacto contém poucos componentes ativos, mas o corte ou trituração do bulbo desencadeia a formação de uma série de componentes que participam de complexas reações químicas no nosso organismo. Os benefícios à saúde do homem provenientes do consumo do alho são reconhecidos há milhares de anos e comprovados através de pesquisas. Um dos compostos mais importantes do alho é o aminoácido cisteína, que se fixa em substâncias como chumbo e mercúrio, expulsando-as do organismo. Outro aminoácido abundante no alho é a arginina, que estimula a secreção do hormônio do crescimento, fortalece o sistema imunológico e ajuda a remover a amônia, subproduto tóxico do metabolismo das proteínas. Atualmente, a alicina é o composto ativo do alho mais estudado.

Este composto, um poderoso agente antibacteriano, é formado a partir do aminoácido aliina. Quando o alho é cortado e/ou triturado, a aliina é convertida em alicina. A presença de alicina no alho pode variar muito, porque essa substância é muito sensível ao calor.

O alho e as doenças

Em 1858, o microbiologista francês Louis Pasteur descobriu os poderes bactericidas do alho. Nesse mesmo ano, o alemão P.W. Semmler isolou do alho duas substâncias capazes de prevenir as doenças cardíacas. Mais tarde, pesquisas demonstraram que o alho possui atividades antivirais, antibacterianas e antifúngicas. Pesquisas também revelaram que os componentes ativos do alho impedem que o colesterol se fixe nas paredes dos vasos sanguíneos, diminuindo as chances de bloqueio da circulação do sangue. Alguns componentes do alho têm a capacidade de diminuir as gorduras, em especial o LDL, conhecido como o colesterol ruim. Outros estudos também mostram que os princípios ativos do alho podem exercer propriedades anticancerígenas. Alguns desses princípios são inibidores de nitrosaminas, substâncias tóxicas associadas ao câncer de estômago. Na maioria das investigações é utilizado suco de alho fresco ou o óleo essencial.

Qual a quantidade diária de alho que podemos consumir?
A maioria dos estudos que demonstrou benefícios do consumo do alho foi feita com 20g diárias de alho cru. O exagero no consumo de alho pode causar distúrbios gastrointestinais, entre outros problemas para o organismo.

Como consumir o alho?
Como os princípios ativos do alho são muito sensíveis ao calor, recomenda-se consumi-lo à temperatura ambiente, cru, na forma de sucos ou de óleo em cápsula. O alho deve ser cortado em pedaços pequenos e acrescentado à comida.

Fonte: http://www.unimedpalmas.com.br/dicas_.asp#4

CAPÍTULO LIII
Couve-flor: fonte de vitamina C, potássio e fibras

Dados históricos mostram que a couve-flor já era muito usada no Oriente Médio desde a Antiguidade. Foi a partir desta região, que o alimento começou a se tornar conhecido e acabou sendo levado para a Europa por viajantes que faziam viagens comerciais. No século XII, a couve-flor atraiu o interesse dos chefes de cozinha da nobreza e acabou se popularizando por todos os países do mundo. Este vegetal é uma excelente fonte de vitamina C e vitamina B6, possui grandes quantidades de folato e potássio, além de ter muitas fibras em sua composição. É um excelente alimento para quem está precisando diminuir o consumo de calorias.

Uma xícara de couve-flor possui apenas 25 kcal. Ainda tem elementos como bioflavonóides e outras substâncias químicas, que podem gerar uma proteção auxiliar contra o desenvolvimento do câncer. Também pode ajudar na regularização das funções intestinais, se comida crua.

A couve-flor, pode nesse caso neutralizar a acidez estomacal, aliviar a prisão de ventre e auxiliar na construção dos dentes e ossos, aumentando a capacidade do sistema imunológico de resistir às infecções. Para manter o sabor e diminuir a perda de nutrientes durante o preparo, cozinhe a couve-flor no vapor ou ferva rapidamente. Cozida demais, ela fica mole e libera compostos sulfurosos, ganhando um cheiro desagradável e sabor amargo. Para eliminar este problema, a couve-flor deve ser preparada em panela sem tampa. Outra dica é não cozinhar a couve-flor em panelas de alumínio ou ferro para evitar que perca a cor. Ao comprar couve-flor, escolha a que estiver firme. Caso as folhas estejam tenras e verdes com as flores bem brancas é sinal que ela está fresca e no ponto ideal para ser consumida.

Fonte: bemstar.globo.com

CAPÍTULO LIV
Cuidado com as calorias escondidas nos alimentos

As calorias escondidas podem estar mascaradas em alimentos que parecem saudáveis, mas estão cheios de gordura. Ou, podem estar em alimentos que você não sabia que continham alto teor calórico. Não importa de onde elas vêm; as calorias escondidas podem se acumular rapidamente. Entretanto, saber quais os alimentos que contém calorias escondidas pode ajudá-lo a se manter na linha e manter uma dieta saudável.

PROCURANDO CALORIAS ESCONDIDAS

Alimentos que podem fornecer mais calorias do que você imaginava
Alimentos com baixo teor de gordura
Só porque um pouco da gordura foi embora, não significa que as calorias foram também. Se você checar o rótulo, vai provavelmente descobrir que o aperitivo com pouca gordura que você está comendo ainda contém uma quantidade significativa de calorias - às vezes, tantas quanto o aperitivo "normal".
Dica: verifique o rótulo; especialmente as calorias por porção e o conteúdo total de calorias, e você não vai acumular mais calorias do que você gostaria.

TEMPEROS

Uma colher de sopa de maionese adiciona 100 calorias ao seu sanduíche com uma passada da sua faca. Uma colher de sopa de molho de salada é uma maneira rápida de adicionar 100 calorias à sua salada. E só uma colher de manteiga ou margarina adiciona 100 calorias à sua batata assada. Pense em outras coisas que você adiciona à sua comida sem procurar muito.
Você gosta de geléia na torrada? Uma colher - mesmo que a geléia seja só de frutas - tem aproximadamente 50 calorias.
Você põe açúcar e creme no café? Você pode aumentar em até 65 calorias o cafezinho da manhã.
Mel, muitas vezes colocado no chá, tem 65 calorias por colherada.
Dica: Para condimentar sua comida sem adicionar muitas calorias, experimente usar ketchup, salsa ou mostardas gourmet. Para chá ou café, use leite desnatado ou um substituto do açúcar (com

moderação). Muitos cafés aromatizados ou chás são pobres em calorias e nem precisam de açúcar ou creme.

ÁLCOOL: Calorias de coquetéis se acumulam rapidamente. Uma dose de Martini tem por volta de 155 calorias, enquanto uma dose de Manhattan tem 130 calorias. Outras bebidas alcoólicas também têm alto teor de calorias. Há 150 calorias em uma lata de cerveja e 100ml de um copo de vinho branco ou tinto tem entre 80 e 85 calorias.
Dica: Experimente uma cerveja light (100 calorias) ou não-alcoólica (60 calorias). Ou faça seu próprio aperitivo, adicionando Club Soda à meia taça de vinho.

REFRIGERANTES

Devido ao açúcar, um refrigerante normal tem por volta de 150 a 200 calorias por lata. Se você beber 3 latas por dia, que é a quantidade existente na maioria dos restaurantes que têm copos com refil, você já esgotou boa parte do aporte calórico diário recomendado.
Dica: Tente fazer com que a água seja sua principal bebida. Se você ainda quiser algo borbulhante, experimente Club Soda ou água com gás. Adicione limão ou uma rodela de uma fruta cítrica.

SEMENTES

Apesar de ser uma boa fonte de proteínas e vitamina E, um punhado de nozes ou castanhas pode conter aproximadamente de 100 ou 200 calorias. Por exemplo, há 160 calorias em 14 gramas de gordura naqueles pacotinhos de amendoim distribuídos nos aviões. E só 28 gramas de semente de girassol na sua salada podem adicionar 170 calorias e 15 gramas de gordura.
Dica: Aperitivos alternativos às sementes incluem pipocas (cheias de ar, 25 calorias por xícara), ou pretzels (25 pequenos têm 110 calorias). Para deixar a salada crocante, experimente salsão picado, cenouras ou rabanetes.

IOGURTE

Muitos tipos de iogurtes, incluindo os *frozen,* podem ser pobres em gorduras, mas ricos em calorias. Cheque o rótulo para saber quantas calorias você está consumindo.

Dica: Procure os iogurtes sem gordura. Tenha cuidado mesmo eles podem ter por volta de 100 calorias por porção. E não se esqueça de tomar uma quantidade moderada; se possível não tome na casquinha (45 calorias a mais), procure então tomar num prato.

SUCOS DE FRUTAS

Pense em quantas laranjas você tem que espremer para fazer um copo de suco. Agora você sabe porque um copo de suco tem por volta de 100 a 120 calorias apesar de uma laranja ter somente 60 calorias. Outros sucos de frutas podem ter até mais calorias - o abacaxi, por exemplo. Dica: Tome meio copo de suco. Se possível, coma um pedaço da própria fruta ao invés do suco.

Fonte: Associação Paulista de Medicina

CONTATOS COM O AUTOR

E-MAIL: romulobr@outlook.com
FACEBOOK: http://facebook.com/romuloborgesrodrigues
SKYPE: samadhi514
TWITTER: @_arahat
BLOG: equilibrioeconsciencia.wordpress.com

223

www.ingramcontent.com/pod-product-compliance
Lightning Source LLC
Chambersburg PA
CBHW030433290526
45786CB00001B/261